中医临床必读丛书

# 医学源流论

清·徐大椿　撰
万　芳　整理

人民卫生出版社

**图书在版编目(CIP)数据**

医学源流论/清·徐大椿撰　万芳整理.—北京：人民卫生出版社,2007.7

(中医临床必读丛书)

ISBN 978-7-117-08834-3

Ⅰ.医…　Ⅱ.①徐…②万…　Ⅲ.医论—中国—清代—文集　Ⅳ.R2-52

中国版本图书馆CIP数据核字(2007)第089364号



中医临床必读丛书

**医学源流论**

**撰　　者**：清·徐大椿
**整　　理**：万　芳
**出版发行**：人民卫生出版社(中继线 010-59780011)
**地　　址**：北京市朝阳区潘家园南里19号
**邮　　编**：100021
**E - mail**：pmph @ pmph.com
**购书热线**：010-59787592　010-59787584　010-65264830
**印　　刷**：北京盛通印刷股份有限公司
**经　　销**：新华书店
**开　　本**：850×1168　1/32　　**印张**：4.25
**字　　数**：64千字
**版　　次**：2007年7月第1版　2025年1月第18次印刷
**标准书号**：ISBN 978-7-117-08834-3
**定　　价**：10.00元
**打击盗版举报电话：010-59787491　E-mail：WQ @ pmph.com**
**质量问题联系电话：010-59787234　E-mail：zhiliang @ pmph.com**

# 出版者的话

中医要发展创新，提高临床疗效是必由之路。而提高临床疗效的捷径，就是继承前人宝贵的诊疗理论和丰富的临床经验。古今大凡著名医家，无不是在熟读古籍，继承前人经验的基础上而成为一代宗师的。厚积薄发，由博返约，是读书成才的必然过程。步入21世纪，中医的发展与创新仍然离不开继承，而继承的第一步必须是熟读中医古籍，奠定基础。这好比万丈高楼，筑基必坚；参天大树，扎根必深。

为了在新世纪进一步发展中医，提高中医临床疗效水平，针对目前中医现状，国家中医药管理局启动了“优秀中医临床人才研修项目”。该计划首批精选培养名中医200名左右，期望在新世纪再培养一大批中医临床大家，为我国人民的医疗保健再做贡献。做临床，必读古籍；做名医，更需要熟悉古籍并能灵活应用。为了适应中医临床人才培养计划，我们从“优秀中医临床人才研修项目”必读书目中先期精选了中医各科必读的70余种整理后已相继出版发行，应广大读者要求，经全国著名中医专家王永炎、余瀛鳌等推荐和论证，续增34种，使《中医临床必读丛书》的出版渐臻完备。本丛书共105种，所选精当，涵盖面广，多为历代医家推崇，尊为必读经典著作，在中医学发展的长河中，占有重要的学术地位。

本次整理突出了以下特点：①力求原文准确，每种医籍均由各科专家遴选精善底本，加以严谨校勘，为读者提供精确的原文。②原则上只收原文，不作校记和注释，旨在使读者在研习之中渐得旨趣，体悟真谛。③每书撰写了导读，介绍该书的作者生平、成书背景、学术特点，及对临床的指导意义以及如何学习运用等内容，提要钩玄，以启迪读者。为便于读者检索，书后附以索引。

期望本丛书的出版，能真正起到读古籍，筑根基，做临床，提疗效的作用，有助于中医临床人才的培养和成长，以推动我国中医药事业的发展与创新。

### 一、经典著作

《灵枢经》
《黄帝内经素问》
《伤寒论》
《金匮要略》
《温病条辨》
《温热经纬》

### 二、诊断类著作

《脉经》
《诊家枢要》
《濒湖脉学》

### 三、通用著作

《中藏经》
《伤寒总病论》
《素问玄机原病式》
《三因极一病证方论》
《素问病机气宜保命集》
《内外伤辨惑论》
《儒门事亲》
《脾胃论》
《兰室秘藏》
《格致余论》
《丹溪心法》
《景岳全书》
《医贯》
《理虚元鉴》
《明医杂著》
《万病回春》
《慎柔五书》
《内经知要》
《医宗金鉴》
《石室秘录》
《医学源流论》
《兰台轨范》
《杂病源流犀烛》
《古今医案按》
《笔花医镜》
《类证治裁》
《医林改错》

《血证论》
《名医类案》
《医学衷中参西录》
《丁甘仁医案》

## 四、各科著作

### （一）内科

《金匮钩玄》
《秘传证治要诀及类方》
《医宗必读》
《医学心悟》
《证治汇补》
《医门法律》
《张氏医通》
《张聿青医案》
《临证指南医案》
《症因脉治》
《医学入门》
《先醒斋医学广笔记》
《温疫论》
《温热论》
《湿热论》
《串雅内外编》
《医醇賸义》
《时病论》

### （二）外科

《外科精义》
《外科发挥》
《外科正宗》
《外科证治全生集》
《疡科心得集》

### （三）妇科

《经效产宝》
《妇人大全良方》
《女科经纶》
《傅青主女科》
《竹林寺女科秘传》
《济阴纲目》
《女科辑要》

### （四）儿科

《小儿药证直诀》
《活幼心书》
《幼科发挥》
《幼幼集成》

### （五）眼科

《秘传眼科龙木论》
《审视瑶函》
《银海精微》
《目经大成》
《眼科金镜》

### （六）耳鼻喉科

《重楼玉钥》
《口齿类要》
《喉科秘诀》

### （七）针灸科

《针灸甲乙经》
《针灸资生经》
《针经摘英集》
《针灸大成》
《针灸聚英》

**（八）骨伤科**

《永类钤方》

《仙授理伤续继秘方》

《世医得效方》

《正体类要》

《伤科汇纂》

《厘正按摩要术》

**（九）养生**

《寿亲养老新书》

《遵生八笺》

《老老恒言》

## 五、方药类著作

《太平惠民和剂局方》

《医方考》

《本草原始》

《医方集解》

《本草备要》

《得配本草》

《成方切用》

《时方妙用》

《验方新编》

人民卫生出版社

2007年3月

# 序

中医药学是具有中国特色的生命科学，是科学与人文融合得比较好的学科，在人才培养方面，只要遵循中医药学自身发展的规律，只要把中医理论知识的深厚积淀与临床经验的活用有机的结合起来，就能培养出优秀的中医临床人才。

近百余年西学东渐，再加上当今市场经济价值取向的作用，使得一些中医师诊治疾病，常以西药打头阵，中药作陪衬，不论病情是否需要，一概是中药加西药。更有甚者不切脉、不辨证，凡遇炎症均以解毒消炎处理，如此失去了中医理论对诊疗实践的指导，则不可能培养出合格的中医临床人才。对此，中医学界许多有识之士颇感忧虑而痛心疾首。中医中药人才的培养，从国家社会的需求出发，应该在多种模式多个层面展开。当务之急是创造良好的育人环境。要倡导求真求异，学术民主的学风。国家中医药管理局设立了培育名医的研修项目，首先是参师襄诊，拜名师制订好读书计划，因人因材施教，务求实效。论其共性则需重视“悟性”的提高，医理与易理相通，重视易经相关理论的学习；还有文献学、逻辑学，生命科学原理与生物信息学等知识的学习运用。“悟性”主要体现在联系临床，提高思想思考思辩的能力，破解疑难病例获取疗效。再者是熟读一本临证案头书，研修项目精选的书目可以任选，作为读经典医籍研修晋阶保底的基本功。第二是诊疗环境，我建议城市与乡村、医院与诊所、病房与门诊可以兼顾，总以多临证多研讨为主。若参师三五位以上，年诊千例以上，必有上乘学问。第三是求真务实,"读经典做临床"关键在"做"字上苦下功夫,敢于置疑而后验证、诠释进而创新,诠证创新自然寓于继承之中。

中医治学当溯本求源,古为今用,继承是基础,创新是归宿,认真继承中医经典理论与临床诊疗经验,做到中医不能丢,进而才是中医现代化的实施。厚积薄发、厚今薄古为治学常理。所谓勤求古训、融汇新知,即是运用科学的临床思维方法,将理论与实践紧密联系,以显著的疗效、诠释、求证前贤的理论,寓继承之中求创新发展,从理论层面阐发古人前贤之未备,以推进中医学科的进步。

综观古往今来贤哲名医均是熟谙经典,勤于临证,发遑古义,创立新说者。通常所言的"学术思想"应是高层次的成就,是锲而不舍长期坚持"读经典做临床"在取得若干鲜活的诊疗经验的基础上,应是学术闪光点凝聚提炼出的精华。笔者以弘扬中医学学科的学术思想为已任而决不敢言自己有什么学术思想,因为学术思想一定要具备有创新思维与创新成果,当然是在继承为基础上的创新;学术思想必有理论内涵指导临床实践,能以提高防治水平;再者学术思想不应是一病一证一法一方的诊治经验与心得体会。如金元大家刘完素著有《素问玄机原病式》,自述"法之与术,悉出《内经》之玄机",于刻苦钻研运气学说之后,倡"六气皆从火化",阐发火热症证脉治,创立脏腑六气病机、玄府气液理论。其学术思想至今仍能指导温热、瘟疫的防治。非典型传染性肺炎(SARS)流行时,运用玄府气液理论分析证候病机,确立治则治法,遣药组方获取疗效,应对突发公共卫生事件造福群众。毋庸置疑刘完素是"读经典做临床"的楷模,而学习历史,凡成中医大家名师者基本如此,即使当今名医具有卓越学术思想者,亦无例外,因为经典医籍所提供的科学原理至今仍是维护健康防治疾病的准则,至今仍葆其青春,因此"读经典做临床"具有重要的现实意义。

值得指出,培养临床中坚骨干人才,造就学科领军人物是当务之急。在需要强化"读经典做临床"的同时,以唯物主义史观学习易经易道易图，与文、史、哲，逻辑学交叉渗透融合，提高“悟性”指导诊疗工作。面对新世纪东学西渐是另一股潮流，国外学者研究老聃、孔丘、朱熹、沈括之学，以应对技术高速发展与理论相对滞后的矛盾日趋突出的现状。譬如老聃是中国宇宙论的开拓者，惠施则注重宇宙中一般事物的观察。他解释宇宙为总包一切之“大一”与极微无内之“小一”构成，大而无外小而无内，大一寓有小一，小一中又涵有大一，两者相兼容而为用。如此见解不仅对中医学术研究具有指导作用，对宏观生物学与分子生物学的链接，纳入到系统复杂科学的领域至关重要。近日有学者撰文讨论自我感受的主观症状对医学的贡献和医师参照的意义；有学者从分子水平寻求直接调节整体功能的物质，而突破靶细胞的发病机制；有医生运用助阳化气，通利小便的方药能同时改善胃肠症状治疗幽门螺杆菌引起的胃炎，还有医生使用中成药治疗老年良性前列腺增生，运用非线性方法，优化观察指标，不把增生前列腺的直径作为惟一的“金”指标，用综合量表评价疗效而获得认许，这就是中医的思维，要坚定地走中国人自己的路。

人民卫生出版社为了落实国家中医药管理局设立的培育名医的研修项目，先从研修项目中精选70余种陆续刊行，为进一步扩大视野，续增的品种也是备受历代医家推崇的中医经典著作，为我们学习提供了便利条件，只要我们“博学之，审问之，慎思之，明辨之，笃行之”，就会学有所得、学有所长、学有所进、学有所成。治经典之学要落脚临床，实实在在去“做”，切忌坐而论道，应端正学风，尊重参师，教学相长，使自己成为中医界骨干人才。名医不是自封的，需要同行认可，而社会认可更为重要。让我们互相勉励，为中国中医名医战略实施取得实效多做有益的工作。

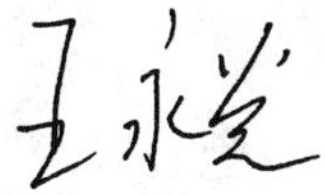

2007年3月5日

# 导读

《医学源流论》为清代著名医论之作，书中通过各种论说，反映了当时医界存在的一些问题以及作者鲜明的学术观点，医论多不过千言，但阐述透彻，论说有力，耐人寻味。其中某些篇章，如“用药如用兵论”论说格外精彩，广为流传，被后世视为论药佳作。

## 一、作者与成书

徐大椿（1693—1771），字灵胎，一名大业。清代吴江人，著名医学家。晚年筑室七子山，隐于洄溪，号洄溪老人。

徐氏聪敏过人，先攻儒业，博通经史，旁及音律书画、兵法水利。中年时因家中数人连遭病患，相继故去，遂弃儒习医，取家藏医书数十种朝夕披览，久而通大义。更穷源及流，自《内经》至明清诸家，广求博采。自此医道日进，难易生死，无不立辨，怪症痼疾，皆获效验。

徐氏生平著述颇多，可概括为三个方面：①医学著作。②批点他人医书的著作。③非医学著作。医学著作主要有：《难经经释》（1727）、《神农本草经百种录》（1736）、《医贯砭》（1741）、《医学源流论》（1757）、《伤寒论类方》（1759）、《兰台轨范》（1764）、《慎疾刍言》（1767）等。徐大椿治学严谨，往往历十余年撰著一书。其《慎疾刍言》序言，研究医学十余年，乃注《难经》，又十余年而注《本草》，又十余年作《医学源流论》，又五年著《伤寒类方》。此时他已满 67 岁，完稿后又钻研七年，五易其稿而成。徐氏医学著作的内容丰富，见解独到，颇有参考价值。此源于其勤于读书，善于思考，重视实践。书中曾自述 50 年中批阅之书约千余卷，泛览之书约万余卷。所作乃抠心挖骨，力图他人得之豁然开悟，故深得后来学者称叹。

《医学源流论》是一部医论专著。徐氏针对当时医界的现状和某些弊端，结合《内经》、《伤寒论》等经典著作及其历代中医名家贤言，论述了医学的诸多方面，阐解个人鲜明的观点，以正异说，明其渊源，故称《医学源流论》。

书中所论内容广泛，言词犀利激烈，富含哲理，妙语连珠。不但充分体现徐氏尊从辨证论治的学术思想，尤见其博学识广与丰厚的临证积累。此书独有特色，朗朗上口，读来余味回绕。医与非医，学者或学生，有缘阅读，当各有所获。

## 二、《医学源流论》主要学术特点

《医学源流论》2 卷，徐大椿撰于清乾隆二十二年(1757)。此书堪称为“徐大椿医学论文集”，包括经络脏腑、脉、病、方药、治法、书论、古书七门，共收其评论文章 99 篇。上卷为经络脏腑、脉、病、方药，下卷则治法、书论(并各科)、古今。其学术特点如下：

**1. 注重经典医书的深入学习**

徐氏认为“医之为道，乃通天彻地之学，必全体明而后可以治一病”(《涉猎医书误人论》)，医家欲医术通达精良，非勤读善记不可。首先医者所读之书，应选经典，为此他竭力主张先熟读通透《内经》、《神农本草经》、《伤寒论》、《金匮要略》等书，这些著作为中医之经典大法，其义精，其思远，一旦理解精深，便成竹在胸。其次要博采百家，有选择性地撷取精华，精鉴确识，不可一律兼收。只有胸中医理通透，治病才能如庖丁解牛一般游刃有余。

**2. 辨证辨病，治病求本**

这是中医的精华所在，辨证与辨病都是求本的重要环节，徐氏深刻阐述了辨证与辨病的关系，指出病是病、症是症，一病有一病的固定证候，也有兼症，临证当分清是一病兼数症，还是多病相合？病与症是否相合、相因？尤其是在症与病相反的情况下，如寒病不见寒症，伤暑不见热症，伤食不厌食，伤饮偏大渴口干，如此种种，“尤当细考，一或有误，或从症用药，即死生判矣”（《脉症与病相反论》）。万一出现这种情况，当审症求因，是病势未定？内外异性？假饥假渴？别症相杂？抑或新旧并病？“知病必先知症，每症究其缘由，详其情状，辨其异同，审其真伪”（《知病必先知症论》），方不致误，这种既辨证亦辨病的经验弥足珍贵。

**3. 医者重医德修身，病家择良医而从**

医道本为治病救人而设，关乎人命，学术不精，失治误治，难免误伤人命。徐氏认为医者要胸怀济世救人之志，以治病救人，缓解病人苦楚为己任。如此方能潜心治学，医道日进。而欲求医道日进，预立医案，为其得当之法。徐氏认为，“先立医案，指为何病，所本何方，方中用某药专治某症，其论说本之何书，服此药后，于何时减去所患之何病。倘或不验，必求所以不验之故，而更思必效之法。或所期之效不应，反有他效，必求其所以致他效之故。又或反增他症，或病反重，则必求所以致害之故。”如此循行反复，全面收集得失两方面资料，仔细分析，每病必穷其因，每方必晓其理，每药必通其性，疑惑者博考医书，其于必愈而止。则为良医指日可待。

然而徐大椿所处之际，并非人人均如此，庸医大行其时。徐氏痛感时医之弊，夭伤百姓，故起而撰文，鞭笞“今之医者，事事反此，惟记方数首，择时尚之药数种，不论何病何症，总以此塞责”。大力倡导“若医者能以此法自考，必成良医。”告诫“病家以此法考医者，必不为庸医之所误。”

**4. 医患均宜防微论**

本书设专篇阐述“防微论”，开篇引录《内经》“圣人不治已病治未病”之观点，又回顾张仲景所言，病宜邪在腠理应时而治，邪气入脏，则难可制。病之初始，邪气轻浅，稍事医药，病体康复。病入膏肓，医术再高明，亦难以取效。如何防微呢？徐氏借用了兵法，“用药如用兵论”云：“病之为患也，小则耗精，大能伤命，隐然一敌国也。……是故传经之邪，而先夺其未至，则所以断敌之要道也。横暴之疾，而急保其未病，则所以守我之岩疆也。”徐氏之论生动深刻，对现代人们仍具重要提示作用。现当今，由于工作生活压力所致，亚健康状态的人群呈现愈来愈加大之趋势，尤其职业一族，漠视身体不适的长期存在，一旦重病加身，其治无以从速。为医者，更应重视蚁穴破堤之借鉴，关注预防，充分发挥中医治未病的学术特色，趁邪气尚未立足即以截除之，这是徐氏“防微论”的最大现实意义所在。

## 三、如何学习《医学源流论》

**1. 读叙了解作者生平及著书意图**

读《医学源流论》之前，应先了解作者的生平经历及著书意图，这样有助于读者深入理解书中的思想观点。特别是作者的自序，常概述作者生平、写书意图及大体学术思想，不可忽略带过。尤其作者感受至深之处会重笔提起，如本书之叙，作者论医道小义精，非有识之人所不能为也。此言令今日从医者深思。

**2. 结合经典医著领悟书中宗旨**

徐氏的《医学源流论》论述广泛，包括经络脏腑、脉、病、方药、治法、书论、古书七门，结合当时医学界的弊端立论，虽每论不过千言，但其论述深入浅出，蕴含医学至理，可读性强。徐氏十分推崇中医经典名著，常常在论述之中作为先贤明哲加以引用。如《难经》、《伤寒论》、《金匮要略》、《脉经》、《千金方》、《外台秘要》、《活人书》等，徐氏在书中专门予以介绍。认为这些著作医理精当，为医者必学之书。其论述语言虽简约，但确能指点学习径途。对于透彻领会作者的学术观点也可起到启示作用。当然，博览群书，增长学识，则又在更高层次上学习徐氏治学之道，于《医学源流论》之研究不无裨益。

**3. 勤于实践获取真知**

徐氏《医学源流论》绝大部分立题讨论临床问题，涉及内外妇儿诸科临床病证，辨病识症、病因病机、诊脉立法、治则组方、药性针灸等等，一一收载其中。所言皆徐氏经年临证效验得失，可为后学释疑解惑。然终归书本文字，必于实践之中亲历应用，方能转化为个人新知，故学习徐氏《医学源流论》，若求得到真知，临床实践寻找验证是必经之路。

万　芳

2007 年 3 月

# 整理说明

一、本书现存清乾隆二十二年丁丑（1757）半松斋初刻本、乾隆刻本、日嘉永四年、日嘉永五年、清光绪年间刻本与徐氏医书诸种刻本。本次整理以《医学源流论》单行本清乾隆二十二年丁丑（1757）半松斋初刻本为底本，以《徐氏医书六种》清乾隆年半松斋刻本中《医学源流论》本和《徐灵胎十二种全集》清同治三年甲子（1864）刻本中《医学源流论》本为主校本，参照经典医籍相关内容进行校勘。

二、将书中下卷目录提前，与上卷目录合并列入总目录中。目录与正文标题不一致者，依据正文内容予以调整，如目录有“经络脏腑”、“脉”、“病”、“方药”、“治法”、“书论”、“古今”等，但正文中没有相应的标题，依据正文内容此为分类标题，应予以补充，故正文相应处加之。

三、原底本中的双行小字，今统一改为单行，字号较正文小一号。

四、本书由原来竖排繁体改为横排简体，并用现代标点句逗原文。

五、凡书中个别药名与今通行之名用字不同者，一律径改为今通用名，不出注。如“山支”改为“山栀”。

六、凡底本不误而校本有误者，不出注。

七、凡底本、校本中的异体字、俗写字、错别字，均径改，如“實”、“寔”均改为“实”；或明显笔误，均改作正体字，不出注。该书某些名词术语用字与今通行者不同，如“脏腑”作“藏府”或“臟府”，今一律改作通行者，不另出注。

# 自　叙

医，小道也，精义也，重任也，贱工也。古者大人之学，将以治天下、国家，使无一夫不被其泽，甚者天地位而万物育。斯学者之极功也。若夫日救一人，月治数病，顾此则失彼，虽数十里之近，不能兼及。况乎不可治者，又非使能起死者而使之生，其道不已小乎？虽然古圣人之治病也，通于天地之故，究乎性命之原，经络、脏腑、气血、骨脉，洞然如见，然后察其受病之由，用药以驱除而调剂之。其中自有玄机妙悟，不可得而言喻者。盖与造化相维，其义不亦精乎？道小，则有志之士有所不屑为；义精，则无识之徒有所不能窥也。人之所系，莫大乎生死。王公大人，圣贤豪杰，可以旋转乾坤，而不能保无疾病之患。一有疾病，不得不听之医者，而生杀唯命矣。夫一人系天下之重，而天下所系之人，其命又悬于医者。下而一国一家所系之人，更无论矣。其任不亦重乎？而独是其人者，又非有爵禄道德之尊，父兄师保之重。既非世之所隆，而其人之自视，亦不过为衣食口腹之计。虽以一介之微，呼之而立至，其业不甚贱乎？任重，则托之者必得伟人。工贱，则业之者必无奇士。所以势出于相违，而道因之易坠也。余少时颇有志于穷经，而骨肉数人疾病连年，死亡略尽。于是博览方书，寝食俱废，如是数年，虽无生死骨肉之方，实有寻本溯源之学。九折臂而成医，至今尤信。而窃慨唐宋以来，无儒者为之振兴，视为下业，逡巡失传，至理已失，良法并亡。惄焉伤怀，恐自今以往不复有生人之术。不揣庸妄，用敷厥言，倘有所补所全者，或不仅一人一世已乎？

乾隆丁丑秋七月洄溪徐大椿书于吴山之半松书屋

# 目录

# 医学源流论卷上



## 经络脏腑

### 元气存亡论

养生者之言曰：天下之人，皆可以无死。斯言妄也。何则？人生自免乳哺以后，始而孩，既而长，既而壮，日胜一日。何以四十以后，饮食奉养如昔，而日且就衰？或者曰嗜欲戕之也，则绝嗜欲，可以无死乎？或者曰劳动贼之也，则戒劳动，可以无死乎？或者曰思虑扰之也，则屏思虑，可以无死乎？果能绝嗜欲，戒劳动，减思虑，免于疾病夭札则有之。其老而眊，眊而死，犹然也。况乎四十以前，未尝无嗜欲劳苦思虑，然而日生日长；四十以后，虽无嗜欲劳苦思虑，然而日减日消。此其故何欤？盖人之生也，顾夏虫而却笑，以为是物之生死，何其促也，而不足我实犹是耳。当其受生之时，已有定分焉。所谓定分者，元气也。视之不见，求之不得，附于气血之内，宰乎气血之先。其成形之时，已有定数。譬如置薪于火，始燃尚微，渐久则烈，薪力既尽，而火熄矣。其有久暂之殊者，则薪之坚脆异质也。故终身无病者，待元气之自尽而死，此所谓终其天年者也。至于疾病之人，若元气不伤，虽病甚不死；元气或伤，虽病轻亦死。而其中又有辨焉。有先伤元气而病者，此不可治者也；有因病而伤元气者，此不可不预防者也；亦有因误治而伤及元气者，亦有元气虽伤未甚，尚可保全之者，其等不一。故诊病决死生者，不视病之轻重，而视元气之存亡，则百不失一矣。至所谓元气者，何所寄耶？五脏有五脏之真精，此元气之分体者也。而其根本所在，即《道经》所谓丹田，《难经》所谓命门，《内经》所谓七节之旁中有小心。阴阳阖辟存乎此，呼吸出入系乎此。无火而能令百体皆温，无水而能令五脏皆润。此中一线未绝，则生气一线未亡，皆赖此也。若夫有疾病而保全之法何如？盖元气虽自有所在，然实与脏腑相连属者也。寒热攻补，不得其道，则实其实而虚其虚，必有一脏大受其害。邪入于中，而精不能续，则元气无所附而伤矣。故人之一身，无处不宜谨护，而药不可轻试也。若夫预防之道，惟上工能虑在病前，不使其势已横而莫救，使元气克全，则自能托邪于外。若邪盛为害，则乘元气未动，与之背城而一决，勿使后事生悔，此神而明之之术也。若欲与造化争权，而令天下之人终不死，则无是理矣。

## 躯壳经络脏腑论

凡致病必有因，而受病之处则各有部位。今之医者曰：病必分经络而后治之，似矣。然亦知病固非经络之所能尽者乎？夫人有皮肉筋骨以成形，所谓躯壳也。而虚其中，则有脏腑以实之。其连续贯通者，则有经有络贯乎脏腑之内，运乎躯壳之中，为之道路，以传变周流者也。故邪之伤人，或在皮肉，或在筋骨，或在脏腑，或在经络。有相传者，有不相传者，有久而相传者，有久而终不传者。其大端则中于经络者易传。其初不在经络，或病甚而流于经络者，亦易传。经络之病，深入脏腑，则以生克相传。惟皮肉筋骨之病，不归经络者，则不传，所谓躯壳之病也。故识病之人，当直指其病在何脏何腑，何筋何骨，何经何络。或传或不传，其传以何经始，以何经终。其言历历可验，则医之明者矣。今人不问何病，谬举一经以藉口，以见其颇识《内经》，实与《内经》全然不解也。至治之难易，则在经络者易治；在脏腑者难治，且多死；在皮肉筋骨者难治，亦不易死。其大端如此。至于躯壳脏腑之属于某经络，以审其针灸用药之法，则《内经》明言之，深求自得也。

## 表里上下论

欲知病之难易，先知病之浅深；欲知病之浅深，先知病之部位。夫人身一也，实有表里上下之别焉。何谓表？皮肉筋骨是也。何谓里？脏腑精神是也。而经络则贯乎其间。表之病易治而难死，里之病难治而易死。此其大略也。而在表在里者，又各有难易，此不可执一而论也。若夫病本在表，而传于里；病本在里，而并及于表，是为内外兼病，尤不易治。身半以上之病，往往近于热，身半以下之病，往往近于寒。此其大略也。而在上在下，又各有寒热，此亦不可执一而论也。若夫病本在上，而传于下，病本在下，而传于上，是之谓上下兼病，亦不易治。所以然者，无病之处多，有病之处少，则精力犹可维持，使正气渐充，而邪气亦去。若夫一人之身，无处不病，则以何者为驱病之本，而复其元气乎？故善医者，知病势之盛而必传也，豫为之防，无使结聚，无使泛滥，无使并合，此上工治未病之说也。若其已至于传，则必先求其本，后求其标，相其缓急而施治之。此又桑榆之收也，以此决病之生死难易，思过半矣。

## 阴阳升降论

人身象天地。天之阳藏于地之中者，谓之元阳。元阳之外护者谓之浮阳。浮阳则与时升降，若人之阳气则藏于肾中而四布于周身，惟元阳则固守于中，而不离其位。故太极图中心白圈，即元阳也。始终不动，其分阴分阳，皆在白圈之外。故发汗之药，皆鼓动其浮阳，出于营卫之中，以泄其气耳。若元阳一动，则元气漓矣。是以发汗太甚，动其元阳，即有亡阳之患。病深之人，发喘呃逆，即有阳越之虞，其危皆在顷刻，必用参附及重镇之药，以坠安之。所以治元气虚弱之人，用升提发散之药，最防阳虚散越，此第一关也。至于阴气则不患其升，而患其竭，竭则精液不布，干枯燥烈，廉泉玉英，毫无滋润，舌燥唇焦，皮肤粗槁。所谓天气不降，地气不升，孤阳无附，害不旋踵。《内经》云：阴精所奉其人寿。故阴气有余则上溉，阳气有余则下固，其人无病，病亦易愈。反此则危。故医人者，慎毋越其阳而竭其阴也。



## 治病必分经络脏腑论

病之从内出者，必由于脏腑；病之从外入者，必由于经络。其病之情状，必有凿凿可征者。如怔忡、惊悸为心之病，泄泻、膨胀为肠胃之病，此易知者。又有同一寒热而六经各殊，同一疼痛而筋骨皮肉各别。又有脏腑有病而反现于肢节，肢节有病而反现于脏腑。若不究其病根所在，而漫然治之，则此之寒热非彼之寒热，此之痛痒非彼之痛痒，病之所在全不关着，无病之处反以药攻之。《内经》所谓诛伐无过，则故病未已，新病复起，医者以其反增他病，又复治其所增之病，复不知病之所从来，杂药乱投，愈治而病愈深矣。故治病者，必先分经络脏腑之所在，而又知其七情六淫所受何因，然后择何经何脏对病之药，本于古圣何方之法，分毫不爽，而后治之，自然一剂而即见效矣。今之治病不效者，不咎已药之不当，而反咎病之不应药，此理终身不悟也。

## 治病不必分经络脏腑论

病之分经络脏腑，夫人知之。于是天下遂有因经络脏腑之说，而拘泥附会，又或误认穿凿，并有借此神其说以欺人者。盖治病之法多端，有必求经络脏腑者，有不必求经络脏腑者。盖人之气血，无所不通，而药性之寒热温凉，有毒无毒，其性亦一定不移，入于人身，其功能亦无所不到。岂有其药止入某经之理？即如参耆之类，无所不补；砒鸩之类，无所不毒，并不专于一处也。所以古人有现成通治之方，如紫金锭、至宝丹之类，所治之病甚多，皆有奇效。盖通气者，无气不通；解毒者，无毒不解；消痰者，无痰不消，其中不过略有专宜耳。至张洁古辈，则每药注定云独入某经，皆属附会之谈，不足征也。曰：然则用药竟不必分经络脏腑耶？曰：此不然也。盖人之病，各有所现之处，而药之治病，必有专长之功。如柴胡治寒热往来，能愈少阳之病；桂枝治畏寒发热，能愈太阳之病；葛根治肢体大热，能愈阳明之病。盖其止寒热，已畏寒，除大热，此乃柴胡、桂枝、葛根专长之事。因其能治何经之病，后人即指为何经之药。孰知其功能，实不仅入少阳、太阳、阳明也。显然者尚如此，余则更无影响矣。故以某药为能治某经之病则可，以某药为独治某经则不可；谓某经之病，当用某药则可；谓某药不复入他经则不可。故不知经络而用药，其失也泛，必无捷效；执经络而用药，其失也泥，反能致害。总之变化不一，神而明之，存乎其人也。

## 肾藏精论

精藏于肾，人尽知之。至精何以生，何以藏，何以出？则人不知也。夫精，即肾中之脂膏也。有长存者，有日生者。肾中有藏精之处，充满不缺。如井中之水，日夜充盈，此长存者也。其欲动交媾所出之精，及有病而滑脱之精，乃日生者也。其精旋去旋生，不去亦不生。犹井中之水，日日汲之，不见其亏，终年不汲，不见其溢。《易》云：井道不可不革，故受之以革，其理然也。曰：然则纵欲可无害乎？曰：是又不然。盖天下之理，总归自然。有肾气盛者，多欲无伤，肾气衰者，自当节养。《左传》云：女不可近乎？对曰：节之。若纵欲不节，如浅狭之井，汲之无度，则枯竭矣。曰：然则强壮之人而绝欲，则何如？曰：此亦无咎无誉，惟肾气略坚实耳。但必浮火不动，阴阳相守则可耳。若浮火日动而强制之，则反有害。盖精因火动而离其位，则必有头眩、目赤、身痒、腰疼、遗泄、偏坠等症，甚者或发痈疽，此强制之害也。故精之为物，欲动则生，不动则不生。能自然不动则有益，强制则有害，过用则衰竭。任其自然，而无所勉强，则保精之法也。老子云：天法道，道法自然，自然之道，乃长生之诀也。

## 一脏一腑先绝论

人之死，大约因元气存亡而决。故患病者，元气已伤，即变危殆。盖元气脱，则五脏六腑皆无气矣。竟有元气深固，其根不摇，而内中有一脏一腑先绝者。如心绝，则昏昧不知世事；肝绝，则喜怒无节；肾绝，则阳道痿缩；脾绝，则食入不化；肺绝，则气促声哑。六腑之绝，而失其所司亦然。其绝之象，亦必有显然可见之处。大约其气尚存，而神志精华不用事耳，必明医乃能决之。又诸脏腑之中，惟肺绝则死期尤促。盖肺为脏腑之华盖，脏腑赖其气以养，故此脏绝，则脏腑皆无禀受矣。其余则视其绝之甚与不甚，又观其别脏之盛衰何如，更观其后天之饮食何如，以此定其吉凶，则修短之期可决矣。然大段亦无过一年者，此皆得之目睹，非臆说也。

## 君火相火论

近世之论，心火谓之君火，肾火谓之相火，此说未安。盖心属火，而位居于上，又纯阳而为一身之主，名曰君火，无异议也。若肾中之火，则与心相远，乃水中之火也，与心火不类，名为相火，似属非宜。盖阴阳互藏其宅，心固有火，而肾中亦有火。心火为火中之火，肾火为水中之火，肾火守于下，心火守于上，而三焦为火之道路，能引二火相交。心火动，而肾中之浮火亦随之；肾火动，而心中之浮火亦随之。亦有心火动而肾火不动，其患独在心；亦有肾火动而心火不动，其害独在肾。故治火之法，必先审其何火，而后用药有定品。治心火，以苦寒；治肾火，以咸寒。若二脏之阴不足以配火，则又宜取二脏之阴药补之；若肾火飞越，又有回阳之法，反宜用温热，与治心火迥然不同。故五脏皆有火，而心肾二脏为易动，故治法宜详究也。若夫相火之说，则心胞之火能令人怔忡、面赤、烦躁、眩晕，此则在君火之旁，名为相火，似为确切。试以《内经》参之，自有真见也。



# 脉

## 诊脉决死生论

生死于人大矣。而能于两手方寸之地，微末之动，即能决其生死，何其近于诬也？然古人往往百不失一者，何哉？其大要则以胃气为本。盖人之所以生，本乎饮食。《灵枢》云：谷入于胃，乃传之肺，五脏六腑皆以受气。寸口属肺经，为百脉之所会，故其来也，有生气以行乎其间，融和调畅，得中土之精英，此为有胃气。得者生，失者死，其大较也。其次，则推天运之顺逆。人气与天气相应，如春气属木，脉宜弦，夏气属火，脉宜洪之类。反是则与天气不应。又其次，则审脏气之生克。如脾病畏弦，木克土也，肺病畏洪，火克金也。反是则与脏气无害。又其次，则辨病脉之从违。病之与脉，各有宜与不宜，如脱血之后，脉宜静细，而反洪大，则气亦外脱矣；寒热之症，脉宜洪数，而反细弱，则真元将陷矣。至于真脏之脉，乃因胃气已绝，不营五脏。所以何脏有病，则何脏之脉独现。凡此皆《内经》、《难经》等书言之明白详尽，学者苟潜心观玩，洞然易晓，此其可决者也。至云诊脉，即可以知何病，又云人之死生，无不能先知，则又非也。盖脉之变迁无定，或有卒中之邪，未即通于经络，而脉一时未变者；或病轻而不能现于脉者；或有沉痼之疾，久而与气血相并，一时难辨其轻重者；或有依经传变，流动无常，不可执一时之脉，而定其是非者。况病之名有万，而脉之象不过数十种，且一病而数十种之脉，无不可见，何能诊脉而即知其何病？此皆推测偶中，以此欺人也。若夫真脏之脉，临死而终不现者，则何以决之？是必以望、闻、问三者合而参观之，亦百不失一矣。故以脉为可凭，而脉亦有时不足凭；以脉为不可凭，而又凿凿乎其可凭。总在医者熟通经学，更深思自得，则无所不验矣！若世俗无稽之说，皆不足听也。

## 脉症轻重论

人之患病，不外七情六淫，其轻重死生之别，医者何由知之？皆必问其症，切其脉，而后知之。然症脉各有不同，有现症极明，而脉中不见者；有脉中甚明，而症中不见者。其中有宜从症者，有宜从脉者，必有一定之故。审之既真，则病情不能逃，否则不为症所误，必为脉所误矣。故宜从症者，虽脉极顺，而症危，亦断其必死。宜从脉者，虽症极险，而脉和，亦决其必生。如脱血之人，形如死状，危在顷刻，而六脉有根，则不死，此宜从脉不从症也。如痰厥之人，六脉或促或绝，痰降则愈，此宜从症不从脉也。阴虚咳嗽，饮食起居如常，而六脉细数，久则必死，此宜从脉不宜从症也。噎膈反胃，脉如常人，久则胃绝而脉骤变，百无一生，此又宜从症不从脉也。如此之类甚多，不可枚举。总之脉与症分观之，则吉凶两不可凭；合观之，则某症忌某脉，某脉忌某症，其吉凶乃可定矣。又如肺病忌脉数，肺属金，数为火，火刑金也。余可类推，皆不外五行生克之理。今人不按其症，而徒讲乎脉，则讲之愈密，失之愈远。若脉之全体，则《内经》诸书详言之矣。

## 脉症与病相反论

症者，病之发现者也。病热则症热，病寒则症寒，此一定之理。然症竟有与病相反者，最易误治，此不可不知者也。如冒寒之病，反身热而恶热；伤暑之病，反身寒而恶寒。本伤食也，而反易饥能食；本伤饮也，而反大渴口干。此等之病，尤当细考，一或有误，而从症用药，即死生判矣。此其中盖有故焉。或一时病势未定，如伤寒本当发热，其时尚未发热，将来必至于发热，此先后之不同也；或内外异情，如外虽寒而内仍热是也；或有名无实，如欲食好饮，及至少进即止，饮食之后，又不易化是也；或有别症相杂，误认此症为彼症是也；或此人旧有他病，新病方发，旧病亦现是也。至于脉之相反，亦各不同。或其人本体之脉，与常人不同；或轻病未现于脉；或痰气阻塞，营气不利，脉象乖其所之；或一时为邪所闭，脉似危险，气通即复；或其人本有他症，仍其旧症之脉。凡此之类，非一端所能尽，总宜潜心体认，审其真实，然后不为脉症所惑。否则徒执一端之见，用药愈真而愈误矣。然苟非辨症极精，脉理素明，鲜有不惑者也。

# 病

## 中风论

今之患中风偏痹等病者，百无一愈，十死其九，非其症俱不治，皆医者误之也。凡古圣定病之名，必指其实。名曰中风，则其病属风可知，既为风病，则主病之方，必以治风为本。故仲景侯氏黑散、风引汤、防己地黄汤，及唐人大小续命等方，皆多用风药，而因症增减。盖以风入经络，则内风与外风相煽，以致痰火一时壅塞，惟宜先驱其风，继清痰火，而后调其气血，则经脉可以渐通。今人一见中风等症，即用人参、熟地、附子、肉桂等纯补温热之品，将风火痰气，尽行补住，轻者变重，重者即死。或有元气未伤，而感邪浅者，亦必迁延时日，以成偏枯永废之人。此非医者误之耶！或云邪之所凑，其气必虚，故补正即所以驱邪，此大谬也。惟其正虚而邪凑，尤当急驱其邪，以卫其正。若更补其邪气，则正气益不能支矣。即使正气全虚，不能托邪于外，亦宜于驱风药中，少加扶正之品，以助驱邪之力。从未有纯用温补者。譬之盗贼入室，定当先驱盗贼，而后固其墙垣，未有盗贼未去，而先固其墙垣者。或云补药托邪，犹之增家人以御盗也。是又不然，盖服纯补之药，断无专补正不补邪之理，非若家人之专于御盗贼也，是不但不驱盗，并助盗矣。况治病之法，凡久病属虚，骤病属实。所谓虚者，谓正虚也；所谓实者，谓邪实也。中风乃急暴之症，其为实邪无疑。天下未有行动如常，忽然大虚而昏仆者，岂可不以实邪治之哉？其中或有属阴虚、阳虚，感实、感寒之别，则于治风方中，随所现之症加减之。汉唐诸法具在，可取而观也。故凡中风之类，苟无中脏之绝症，未有不可治者。余友人患此症者，遵余治法，病一二十年而今尚无恙者甚多。惟服热补者，无一存者矣。

# 臌 膈 论

臌膈同为极大之病，然臌可治，而膈不可治。盖臌者，有物积中，其症属实；膈者，不能纳物，其症属虚。实者可治，虚者不可治，此其常也。臌之为病，因肠胃衰弱，不能运化，或痰或血，或气或食，凝结于中，以致臌脝胀满。治之当先下其结聚，然后补养其中气，则肠胃渐能克化矣。《内经》有鸡矢醴方，即治法也。后世治臌之方，亦多见效。惟脏气已绝，臂细脐凸，手心及背平满，青筋绕腹，种种恶症齐现，则不治。若膈症，乃肝火犯胃，木来侮土，谓之贼邪，胃脘枯槁，不复用事，惟留一线细窍，又为痰涎瘀血闭塞，饮食不能下达，即勉强纳食，仍复吐出。盖人生全在饮食，经云：谷入于胃，以传于肺，五脏六腑，皆以受气。今食既不入，则五脏六腑皆竭矣。所以得此症者，能少纳谷，则不出一年而死；全不纳谷，则不出半年而死。凡春得病者，死于秋；秋得病者，死于春。盖金木相克之时也。又有卒然呕吐，或呕吐而时止时发，又或年当少壮，是名反胃，非膈也，此亦可治。至于类臌之症，如浮肿水肿之类，或宜针灸，或宜泄泻，病象各殊，治亦万变，医者亦宜广求诸法，而随宜施用也。

## 寒热虚实真假论

病之大端，不外乎寒热虚实，然必辨其真假，而后治之无误。假寒者，寒在外而热在内也，虽大寒而恶热饮。假热者，热在外而寒在内也，虽大热而恶寒饮，此其大较也。假实者，形实而神衰，其脉浮、洪、芤、散也。假虚者，形衰而神全，其脉静、小、坚、实也。其中又有人之虚实，症之虚实。如怯弱之人而伤寒、伤食，此人虚而症实也；强壮之人，而失血劳倦，此人实而症虚也。或宜正治，或宜从治；或宜分治，或宜合治；或宜从本，或宜从标；寒因热用，热因寒用。上下异方，煎丸异法。补中兼攻，攻中兼补。精思妙术，随变生机，病势千端，立法万变。则真假不能惑我之心，亦不能穷我之术，是在博求古法，而神明之。稍执己见，或学力不至，其不为病所惑者，几希矣。

## 内伤外感论

七情所病，谓之内伤。六淫所侵，谓之外感。自《内经》、《难经》以及唐宋诸书，无不言之深切著明矣。二者之病，有病形同而病因异者，亦有病因同而病形异者；又有全乎外感，全乎内伤者；更有内伤兼外感，外感兼内伤者。则因与病，又互相出入，参错杂乱，治法迥殊。盖内伤由于神志，外感起于经络。轻重浅深，先后缓急，或分或合，一或有误，为害非轻。能熟于《内经》及仲景诸书，细心体认，则虽其病万殊，其中条理井然，毫无疑似，出入变化，无有不效。否则彷徨疑虑，杂药乱投，全无法纪，屡试不验。更无把握，不咎己之审病不明，反咎药之治病不应，如此死者，医杀之耳！

## 病情传变论

病有一定之传变，有无定之传变。一定之传变，如伤寒太阳传阳明，及《金匮》见肝之病，知肝传脾之类。又如痞病变臌，血虚变浮肿之类，医者可预知而防之也。无定之传变，或其人本体先有受伤之处，或天时不和又感时行之气，或调理失宜更生他病，则无病不可变，医者不能预知而为防者也。总之人有一病，皆当加意谨慎，否则病后增病，则正虚而感益重，轻病亦变危矣。至于既传之后，则标本缓急先后分合，用药必两处兼顾，而又不杂不乱，则诸病亦可渐次平复，否则新病日增，无所底止矣。至于药误之传变，又复多端，或过于寒凉，而成寒中之病；或过服温燥，而成热中之病；或过于攻伐，而元气大虚；或过于滋润，而脾气不实，不可胜举。近日害人最深者，大病之后，邪未全退，又不察病气所伤何处，即用附子、肉桂、熟地、麦冬、人参、白术、五味、萸肉之类，将邪火尽行补涩，始若相安，久之气逆痰升，胀满昏沉，如中风之状。邪气与元气相并，诸药无效而死。医家、病家犹以为病后大虚所致，而不知乃邪气固结而然也。余见甚多，不可不深戒！

## 病同人异论

天下有同此一病，而治此则效，治彼则不效，且不惟无效而反有大害者，何也？则以病同而人异也。夫七情六淫之感不殊，而受感之人各殊。或气体有强弱，质性有阴阳，生长有南北，性情有刚柔，筋骨有坚脆，肢体有劳逸，年力有老少，奉养有膏粱藜藿之殊，心境有忧劳和乐之别，更加天时有寒暖之不同，受病有深浅之各异。一概施治，则病情虽中，而于人之气体，迥乎相反，则利害亦相反矣。故医者必细审其人之种种不同，而后轻重缓急、大小先后之法，因之而定。《内经》言之极详，即针灸及外科之治法尽然。故凡病者，皆当如是审察也。

## 病症不同论

凡病之总者，谓之病。而一病必有数症，如太阳伤风是病也，其恶风、身热、自汗、头痛是症也。合之而成其为太阳病，此乃太阳病之本症也。若太阳病而又兼泄泻、不寐、心烦、痞闷，则又为太阳病之兼症矣。如疟病也，往来寒热、呕吐、畏风、口苦是症也，合之而成为疟，此乃疟之本症也。若疟而兼头痛、胀满、嗽逆、便闭，则又为疟疾之兼症矣。若疟而又下痢数十行，则又不得谓之兼症，谓之兼病。盖疟为一病，痢又为一病，而二病又各有本症，各有兼症，不可胜举。以此类推，则病之与症，其分并何啻千万，不可不求其端而分其绪也。而治之法，或当合治，或当分治，或当先治，或当后治，或当专治，或当不治。尤在视其轻重缓急，而次第奏功。一或倒行逆施，杂乱无纪，则病变百出，虽良工不能挽回矣。

## 病同因别论

凡人之所苦谓之病，所以致此病者谓之因。如同一身热也，有风、有寒、有痰、有食、有阴虚火升、有郁怒、忧思、劳怯、虫病，此谓之因。知其因，则不得专以寒凉治热病矣。盖热同而所以致热者不同，则药亦迥异。凡病之因不同，而治各别者尽然，则一病而治法多端矣。而病又非止一症，必有兼症焉。如身热而腹痛，则腹又为一症，而腹痛之因，又复不同，有与身热相合者，有与身热各别者。如感寒而身热，其腹亦因寒而痛，此相合者也；如身热为寒，其腹痛又为伤食，则各别者也。又必审其食为何食，则以何药消之。其立方之法，必切中二者之病源而后定方，则一药而两病俱安矣。若不问其本病之何因，及兼病之何因，而徒曰某病以某方治之，其偶中者，则投之或愈，再以治他人，则不但不愈而反增病，必自疑曰何以治彼效而治此不效？并前此之何以愈？亦不知之，则幸中者甚少，而误治者甚多！终身治病，而终身不悟，历症愈多而愈惑矣。

## 亡阴亡阳论

经云：夺血者无汗，夺汗者无血。血属阴，是汗多乃亡阴也。故止汗之法，必用凉心敛肺之药，何也？心主血，汗为心之液，故当清心火。汗必从皮毛出，肺主皮毛，故又当敛肺气，此正治也。惟汗出太甚，则阴气上竭，而肾中龙雷之火随水而上，若以寒凉折之，其火愈炽，惟用大剂参附，佐以咸降之品如童便、牡蛎之类，冷饮一碗，直达下焦，引其真阳下降，则龙雷之火反乎其位，而汗随止。此与亡阴之汗，真大相悬绝，故亡阴亡阳，其治法截然，而转机在顷刻。当阳气之未动也，以阴药止汗。及阳气之既动也，以阳药止汗，而龙骨、牡蛎、黄芪、五味收涩之药，则两方皆可随宜用之。医者能于亡阴亡阳之交分其界限，则用药无误矣。其亡阴亡阳之辨法如何？亡阴之汗，身畏热，手足温，肌热，汗亦热，而味咸，口渴喜凉饮，气粗，脉洪实，此其验也。亡阳之汗，身反恶寒，手足冷，肌凉汗冷，而味淡微粘，口不渴，而喜热饮，气微，脉浮数而空，此其验也。至于寻常之正汗、热汗、邪汗、自汗，又不在二者之列。此理知者绝少，即此汗之一端，而聚讼纷纷，毫无定见，误治甚多也。

## 病有不愈不死虽愈必死论

能愈病之非难，知病之必愈、必不愈为难。夫人之得病，非皆死症也。庸医治之，非必皆与病相反也。外感内伤，皆有现病，约略治之，自能向愈。况病情轻者，虽不服药，亦能渐痊。即病势危迫，医者苟无大误，邪气渐退，亦自能向安。故愈病非医者之能事也。惟不论轻重之疾，一见即能决其死生难易，百无一失，此则学问之极功，而非浅尝者所能知也。夫病轻而预知其愈，病重而预知其死，此犹为易知者。惟病象甚轻，而能决其必死；病势甚重，而能断其必生，乃为难耳。更有病已愈，而不久必死者，盖邪气虽去，而其人之元气与病俱亡，一时虽若粗安，真气不可复续，如两虎相角，其一虽胜，而力已脱尽，虽良工亦不能救也。又有病必不愈，而人亦不死者，盖邪气盛而元气坚固。邪气与元气相并，大攻，则恐伤其正；小攻，则病不为动，如油入面，一合则不可复分，而又不至于伤生。此二者，皆人之所不知者也。其大端，则病气入脏腑者，病与人俱尽者为多；病在经络骨脉者，病与人俱存者为多。此乃内外轻重之别也。斯二者，方其病之始形，必有可征之端，良工知之，自有防微之法，既不使之与病俱亡，亦不使之终身不愈，此非深通经义之人，必不能穷源极流，挽回于人所不见之地也。

## 卒死论

天下卒死之人甚多，其故不一。内中可救者，十之七八；不可救者，仅十之二三。惟一时不得良医，故皆枉死耳。夫人内外无病，饮食行动如常，而忽然死者，其脏腑经络本无受病之处，卒然感犯外邪，如恶风、秽气、鬼邪、毒厉等物，闭塞气道，一时不能转动，则大气阻绝，昏闷，迷惑，久而不通，则气愈聚愈塞，如系绳于颈，气绝则死矣。若医者能知其所犯何故，以法治之，通其气，驱其邪，则立愈矣。又有痰涎壅盛，阻遏气道而卒死者，通气降痰则苏，所谓痰厥之类是也。以前诸项，良医皆能治之，惟脏绝之症，则不治。其人或劳心思虑，或酒食不节，或房欲过度，或恼怒不常，五脏之内，精竭神衰，惟一线真元未断，行动如常，偶有感触，其元气一时断绝，气脱神离，顷刻而死，既不可救，又不及救，此则卒死之最急，而不可治者也。至于暴遇神鬼，适逢冤谴，此又怪异之事，不在疾病之类矣。



## 病有鬼神论

人之受邪也，必有受之之处，有以召之，则应者斯至矣。夫人精神完固，则外邪不敢犯，惟其所以御之之具有亏，则侮之者斯集。凡疾病有为鬼神所凭者，其愚鲁者，以为鬼神实能祸人。其明理者，以为病情如此，必无鬼神。二者皆非也。夫鬼神，犹风寒暑湿之邪耳。卫气虚，则受寒；荣气虚，则受热；神气虚，则受鬼。盖人之神属阳，阳衰，则鬼凭之。《内经》有五脏之病，则现五色之鬼。《难经》云：脱阳者见鬼，故经穴中有鬼床、鬼室等穴。此诸穴者，皆赖神气以充塞之。若神气有亏，则鬼神得而凭之，犹之风寒之能伤人也。故治寒者，壮其阳；治热者，养其阴；治鬼者，充其神而已。其或有因痰、因思、因惊者，则当求其本而治之。故明理之士，必事事穷其故，乃能无所惑而有据，否则执一端之见，而昧事理之实，均属愦愦矣。其外更有触犯鬼神之病，则祈祷可愈。至于冤谴之鬼，则有数端：

有自作之孽，深仇不可解者，有祖宗贻累者，有过误害人者。其事皆凿凿可征，似儒者所不道。然见于经史，如公子彭生伯有之类甚多，目睹者亦不少，此则非药石祈祷所能免矣。

## 肾虚非阴症论

今之医者，以其人房劳之后，或遗精之后，感冒风寒而发热者，谓之阴症。病者遇此，亦自谓之阴症，不问其现症何如，总用参、术、附、桂、干姜、地黄等温热峻补之药，此可称绝倒者也。夫所谓阴症者，寒邪中于三阴经也。房后感风，岂风寒必中肾经？即使中之，亦不过散少阴之风寒，如《伤寒论》中少阴发热，仍用麻黄、细辛发表而已，岂有用辛热温补之法耶？若用温补，则补其风寒于肾中矣。况阴虚之人而感风寒，亦必由太阳入，仍属阳邪，其热必甚，兼以燥闷烦渴，尤宜清热散邪，岂可反用热药？若果直中三阴，则断无壮热之理，必有恶寒、倦卧、厥冷、喜热等症，方可用温散，然亦终无用滋补之法。即如伤寒差后，房事不慎，又发寒热，谓之女劳复。此乃久虚之人，复患大症，依今人之见，尤宜峻补者也。而古人治之，用竹皮一升，煎汤服。然则无病而房后感风，更不宜用热补矣。故凡治病之法，总视目前之现证现脉。如果六脉沉迟，表里皆畏寒，的系三阴之寒证，即使其本领强壮，又绝欲十年，亦从阴治。若使所现脉证，的系阳邪，发热、烦渴，并无三阴之症，即使其人本体虚弱，又复房劳过度，亦从阳治。如《伤寒论》中阳明大热之证，宜用葛根白虎等方者，瞬息之间，转入三阴，即改用温补。若阴症转阳症，亦即用凉散，此一定之法也。近世惟喻嘉言先生能知此义，有《寓意草》中黄长人之伤寒案可见。余人皆不知之，其杀人可胜道哉！

## 吐血不死咳嗽必死论

今之医者，谓吐血为虚劳之病，此大谬也。夫吐血有数种，大概咳者成劳，不咳者不成劳。间有吐时偶咳者，当其吐血之时，狼狈颇甚，吐血即痊，皆不成劳，何也？其吐血一止，则周身无病，饮食如故，而精神生矣。即使亡血之后，或阴虚内热，或筋骨疼痛，皆可服药而痊。若咳嗽，则血止而病仍在，日嗽夜嗽，痰壅气升，多则三年，少则一年而死矣。盖咳嗽不止，则肾中之元气震荡不宁，肺为肾之母，母病，则子亦病故也。又肺为五脏之华盖。经云：谷气入胃，以传于肺，五脏六腑，皆以受气，其清者为营，浊者为卫，是则脏腑皆取精于肺。肺病，则不能输精于脏腑，一年而脏腑皆枯，三年而脏腑竭矣，故咳嗽为真劳不治之疾也。然亦有咳嗽而不死者，其嗽亦有时稍缓，其饮食起居不甚变。又其人善于调摄，延至三年之后，起居如旧，间或一发，静养即愈，此乃百中难得一者也。更有不咳之人，血症屡发，肝竭肺伤，亦变咳嗽，久而亦死。此则不善调摄，以轻变重也。执此以决血症之死生，百不一失矣。

## 胎 产 论

妇科之最重者二端，堕胎与难产耳。世之治堕胎者，往往纯用滋补；治难产者，往往专于攻下。二者皆非也。盖半产之故非一端，由于虚滑者，十之一二；由于内热者，十之八九。盖胎惟赖血以养，故得胎之后，经事不行者，因冲任之血皆为胎所吸，无余血下行也。苟血或不足，则胎枯竭而下堕矣。其血所以不足之故，皆由内热火盛，阳旺而阴亏也。故古人养胎之方，专以黄芩为主。又血之生，必由于脾胃，经云：营卫之道，纳谷为宝。故又以白术佐之。乃世之人，专以参芪补气，熟地滞胃，气旺则火盛，胃湿则不运，生化之源衰，而血益少矣。至于产育之事，乃天地化育之常，本无危险之理。险者千不得一，世之遭厄难者，乃人事之未工也。其法在乎产妇，不可令早用力，盖胎必转而后下。早用力，则胎先下坠，断难舒转，于是横生倒产之害生；又用力，则胞浆骤下，胎已枯涩，何由能产？此病不但产子之家不知，即收生稳妇亦有不知者。至于用药之法，则交骨不开，胎元不转，种种诸症，各有专方。其外或宜润，或宜降，或宜温，或宜凉，亦当随症施治。其大端以养血为主，盖血足，则诸症自退也。至于易产强健之产妇，最多卒死。盖大脱血之后，冲任空虚，经脉娇脆，健妇不以为意，轻举妄动，用力稍重，冲脉断裂，气冒血崩，死在顷刻。尤忌举手上头，如是死者，吾见极多。不知者以为奇异，实理之常，生产之家，不可不知也。

## 病有不必服药论

天下之病，竟有不宜服药者，如黄疸之类是也。黄疸之症，仲景原有煎方。然轻者用之俱效，而重者俱不效，何也？盖疸之重者，其胁中有囊以裹黄水，其囊并无出路，药祗在囊外，不入囊中，所服之药，非补邪，即伤正，故反有害。若轻病则囊尚未成，服药有效。至囊成之后，则百无一效，必须用轻透之方，或破其囊，或消其水。另有秘方传授，非泛然煎丸之所能治也。痰饮之病，亦有囊，常药亦不能愈。外此如吐血久痞等疾，得药之益者甚少，受药误者甚多。如无至稳必效之方，不过以身试药，则宁以不服药为中医矣。

# 方　　药

## 方药离合论

方之与药，似合而实离也。得天地之气，成一物之性，各有功能，可以变易血气，以除疾病，此药之力也。然草木之性，与人殊体，入人肠胃，何以能如人之所欲，以致其效？圣人为之制方以调剂之，或用以专攻，或用以兼治，或相辅者，或相反者，或相用者，或相制者。故方之既成，能使药各全其性，亦能使药各失其性。操纵之法，有大权焉。此方之妙也。若夫按病用药，药虽切中，而立方无法，谓之有药无方。或守一方以治病，方虽良善，而其药有一二味与病不相关者，谓之有方无药。譬之作书之法，用笔已工，而配合颠倒，与夫字形俱备，而点画不成者，皆不得谓之能书。故善医者分观之，而无药弗切于病情，合观之，而无方不本于古法，然后用而弗效，则病之故也，非医之罪也。而不然者，即偶或取效，隐害必多，则亦同于杀人而已矣。至于方之大小奇偶之法，则《内经》详言之，兹不复赘云。

# 古方加减论

古人制方之义，微妙精详，不可思议。盖其审察病情，辨别经络，参考药性，斟酌轻重，其于所治之病，不爽毫发。故不必有奇品异术，而沉痼艰险之疾，投之辄有神效，此汉以前之方也。但生民之疾病，不可胜穷，若必每病制一方，是曷有尽期乎？故古人即有加减之法，其病大端相同，而所现之症，或不同，则不必更立一方，即于是方之内，因其现症之异，而为之加减。如《伤寒论》中，治太阳病用桂枝汤，若见项背强者，则用桂枝加葛根汤；喘者，则用桂枝加厚朴杏子汤；下后脉促胸满者，桂枝去白芍汤；更恶寒者，去白芍加附子汤。此犹以药为加减者也。若桂枝麻黄各半汤，则以两方为加减矣。若发奔豚者，用桂枝，为加桂枝汤，则又以药之轻重为加减矣。然一二味加减，虽不易本方之名，而必明著其加减之药。若桂枝汤倍用芍药而加饴糖，则又不名桂枝加饴糖汤，而为建中汤。其药虽同，而义已别，则立名亦异。古法之严如此，后之医者，不识此义，而又欲托名用古，取古方中一二味，则即以某方目之。如用柴胡，则即曰小柴胡汤，不知小柴胡之力，全在人参也；用猪苓泽泻，即曰五苓散，不知五苓之妙，专在桂枝也。去其要药，杂以他药，而仍以某方目之，用而不效，不知自咎，或则归咎于病，或则归咎于药，以为古方不可治今病。嗟乎！即使果识其病而用古方，支离零乱，岂有效乎？遂相戒以为古方难用，不知全失古方之精义，故与病毫无益，而反有害也。然则当何如？曰：能识病情与古方合者，则全用之；有别症，则据古法加减之；如不尽合，则依古方之法，将古方所用之药，而去取损益之，必使无一药之不对症，自然不倍于古人之法，而所投必有神效矣。

## 方剂古今论

后世之方已不知几亿万矣，此皆不足以名方者也。昔者，圣人之制方也，推药理之本原，识药性之专能，察气味之从逆，审脏腑之好恶，合君臣之配偶，而又探索病源，推求经络，其思远，其义精，味不过三四，而其用变化不穷。圣人之智，真与天地同体，非人之心思所能及也。上古至今，千圣相传，无敢失坠。至张仲景先生，复申明用法，设为问难，注明主治之症，其《伤寒论》、《金匮要略》集千圣之大成，以承先而启后，万世不能出其范围。此之谓古方，与《内经》并垂不朽者。其前后名家，如仓公、扁鹊、华佗、孙思邈诸人，各有师承，而渊源又与仲景微别，然犹自成一家。但不能与《灵》、《素》、《本草》一线相传，为宗枝正脉耳。

既而积习相仍，每著一书，必自撰方千百。唐时诸公，用药虽博，已乏化机。至于宋人，并不知药，其方亦板实肤浅。元时号称极盛，各立门庭，徒骋私见。迨乎有明，蹈袭元人绪余而已。今之医者，动云古方，不知古方之称，其指不一。若谓上古之方，则自仲景先生流传以外无几也。如谓宋元所制之方，则其可法可传者绝少，不合法而荒谬者甚多，岂可奉为典章？若谓自明人以前，皆称古方，则其方不下数百万。夫常用之药，不过数百品，而为方数百万，随拈几味，皆已成方，何必定云某方也？嗟！嗟！古之方何其严，今之方何其易，其间亦有奇巧之法、用药之妙，未必不能补古人之所未及，可备参考者。然其大经大法，则万不能及。其中更有违经背法之方，反足贻害，安得有学之士为之择而存之，集其大成，删其无当，实千古之盛举。余盖有志而未逮矣！

## 单方论

单方者，药不过一二味，治不过一二症，而其效则甚捷。用而不中，亦能害人，即世所谓海上方者是也。其原起于本草。盖古之圣人，辨药物之性，则必著其功用，如逐风、逐寒、解毒、定痛之类。凡人所患之症，止一二端，则以一药治之，药专则力厚，自有奇效。若病兼数症，则必合数药而成方。至后世药品日增，单方日多，有效有不效矣。若夫外内之感，其中自有传变之道，虚实之殊，久暂之别，深浅之分，及夫人性各殊，天时各异，此非守经达权者不能治。若皆以单方治之，则药性专而无制，偏而不醇，有利必有害。故医者不可以此尝试，此经方之所以为贵也。然参考以广识见，且为急救之备，或为专攻之法，是亦不可不知者也。

## 禁 方 论

天地有好生之德，圣人有大公之心，立方以治病，使天下共知之，岂非天地圣人之至愿哉？然而方之有禁，则何也？其故有二：一则惧天下之轻视夫道也。夫经方之治病，视其人学问之高下，以为效验，故或用之而愈，或用之而反害，变化无定，此大公之法也。若禁方者，义有所不解，机有所莫测。其传也，往往出于奇人隐士，仙佛鬼神，其遇之也甚难，则爱护之必至。若轻以授人，必生轻易之心，所以方家往往爱惜，此乃人之情也。一则恐发天地之机也。禁方之药，其制法必奇，其配合必巧，穷阴阳之柄，窥造化之机，其修合必虔诚敬慎，少犯禁忌，则药无验。若轻以示人，则气泄而用不神，此又阴阳之理也。《灵枢》禁服篇：黄帝谓雷公曰：此先师之所禁，割臂歃血之盟也。故黄帝有兰台之藏，长桑君有无泄之戒，古圣皆然。若夫诡诈之人，专欲图利，托名禁方，欺世惑众。更有修炼热药，长欲导淫，名为养生，实速其死。此乃江湖恶习，圣人之所必诛也。又有古之禁方，传之已广，载入医书中，与经方并垂，有识者自能择之也。

## 古今方剂大小论

今之论古方者，皆以古方分两太重为疑，以为古人气体厚，故用药宜重，不知此乃不考古而为此无稽之谈也。古时升斗权衡，历代各有异同，而三代至汉，较之今日仅十之二。余亲见汉时有六升铜量容今之一升二合如桂枝汤乃伤寒大剂也，桂枝三两，芍药三两，甘草二两，共八两，二八不过两六钱，为一剂，分作三服，则一服药不过今之五钱三分零。他方间有药品多而加重者，亦不过倍之而已。今人用药必数品，各一二钱或三四钱，则反用三两外矣。更有无知妄人，用四五两作一剂，近人更有用熟地八两为一剂者，尤属不伦。用丸散亦然。如古方乌梅丸，每服如桐子大二十丸，今不过四五分，若今人之服丸药，则用三四钱至七八钱不等矣。末药只用方寸匕，不过今之六七分，今亦服三四钱矣。古人之用药分两，未尝重于今日。《周礼》遗人凡万民之食，食者人四釜上也，注六斗四升曰釜，四釜共二石五斗六升，为人一月之食，则每日食八升有余矣。而谬说相传，方剂日重，即此一端，而荒唐若此，况其深微者乎。盖既不能深思考古，又无名师传授，无怪乎每举必成笑谈也。

## 药误不即死论

古人治法，无一方不对病，无一药不对症，如是而病犹不愈，此乃病本不可愈，非医之咎也。后世医失其传，病之名亦不能知，宜其胸中毫无所主也。凡一病有一病之名，如中风总名也，其类有偏枯、痿痹、风痱、历节之殊，而诸症之中，又各有数症，各有定名，各有主方。又如水肿，总名也，其类有皮水、正水、石水、风水之殊，而诸症又各有数症，各有定名，各有主方。凡病尽然。医者必能实指其何名，遵古人所主何方，加减何药，自有法度可循。乃不论何病，总以阴虚阳虚等笼统之谈概之，而试以笼统不切之药。然亦竟有愈者，或其病本轻，适欲自愈；或偶有一二对症之药，亦奏小效，皆属误治。其得免于杀人之名者，何也？盖杀人之药，必大毒，如砒鸩之类，或大热大寒、峻厉之品；又适与病相反，服后立见其危。若寻常之品，不过不能愈病，或反增他病耳，不即死也，久而病气自退，正气自复，无不愈者。间有迁延日久，或隐受其害而死；更或屡换庸医，偏试诸药，久而病气益深，元气竭亦死；又有初因误治，变成他病，辗转而死；又有始服有小效，久服太过，反增他病而死。盖日日诊视，小效则以为可愈，小剧又以为难治，并无误治之形，确有误治之实。病家以为病久不痊，自然不起，非医之咎，因其不即死，而不之罪。其实则真杀之而不觉也。若夫误投峻厉相反之药，服后显然为害，此其杀人，人人能知之矣。惟误服参附峻补之药，而即死者，则病家之所甘心，必不归咎于医。故医者虽自知其误，必不以此为戒，而易其术也。

## 药石性同用异论

一药有一药之性情功效，其药能治某病，古方中用之以治某病，此显而易见者。然一药不止一方用之，他方用之亦效，何也？盖药之功用，不止一端。在此方，则取其此长；在彼方，则取其彼长。真知其功效之实，自能曲中病情，而得其力。迨至后世，一药所治之病愈多而亦效者，盖古人尚未尽知之，后人屡试而后知，所以历代本草所注药性，较之《神农本经》所注功用增益数倍，盖以此也。但其中有当有不当，不若《神农本草》字字精切耳。又同一热药，而附子之热，与干姜之热，迥乎不同；同一寒药，而石膏之寒，与黄连之寒，迥乎不同。一或误用，祸害立至。盖古人用药之法，并不专取其寒热温凉补泻之性也。或取其气，或取其味，或取其色，或取其形，或取其所生之方，或取嗜好之偏，其药似与病情之寒热温凉补泻若不相关，而投之反有神效，古方中如此者，不可枚举。学者必将《神农本草》字字求其精义之所在，而参以仲景诸方，则圣人之精理自能洞晓。而己之立方，亦必有奇思妙想，深入病机，而天下无难治之症矣。

## 劫 剂 论

世有奸医利人之财，取效于一时，不顾人之生死者，谓之劫剂。劫剂者，以重药夺截邪气也。夫邪之中人，不能使之一时即出，必渐消渐托而后尽焉。今欲一日见效，势必用猛厉之药，与邪相争；或用峻补之药，遏抑邪气。药猛厉，则邪气暂伏，而正亦伤；药峻补，则正气骤发，而邪内陷，一时似乎有效，及至药力尽，而邪复来，元气已大坏矣。如病者身热甚，不散其热，而以沉寒之药遏之；腹痛甚，不求其因，而以香燥御之；泻痢甚，不去其积，而以收敛之药塞之之类，此峻厉之法也。若邪盛而投以大剂参附，一时阳气大旺，病气必潜藏，自然神气略定，越一二日，元气与邪气相并，反助邪而肆其毒，为祸尤烈，此峻补之法也。此等害人之术，奸医以此欺人而骗财者，十之五；庸医不知，而效尤以害人者，亦十之五。为医者不[①]可不自省，病家亦不可不察也。

## 制　药　论

制药之法，古方甚少，而最详于宋之雷敩，今世所传《雷公炮炙论》是也。后世制药之法，日多一日，内中亦有至无理者，固不可从，若其微妙之处，实有精义存焉。凡物气厚力大者，无有不偏；偏则有利必有害。欲取其利，而去其害，则用法以制之，则药性之偏者醇矣。其制之义又各不同，或以相反为制，或以相资为制，或以相恶为制，或以相畏为制，或以相喜为制。而制法又复不同，或制其形，或制其性，或制其味，或制其质，此皆巧于用药之法也。古方制药无多，其立方之法，配合气性，如桂枝汤中用白芍，亦即有相制之理，故不必每药制之也。若后世好奇眩异之人，必求贵重怪僻之物，其制法大费工本，以神其说。此乃好奇尚异之人造作，以欺诳富贵人之法，不足凭也。惟平和而有理者，为可从耳。

① 不：据文义与下文，此处疑脱“不”字。故增补之。

## 人参论

天下之害人者杀其身，未必破其家；破其家，未必杀其身。先破人之家，而后杀其身者，人参也。夫人参用之而当，实能补养元气，拯救危险。然不可谓天下之死人皆能生之也。其为物气盛而力厚，不论风寒暑湿、痰火郁结皆能补塞。故病人如果邪去正衰，用之固宜；或邪微而正亦惫，或邪深而正气怯弱，不能逐之于外，则于除邪药中投之，以为驱邪之助。然又必审其轻重而后用之，自然有扶危定倾之功。乃不察其有邪无邪，是虚是实，又佐以纯补温热之品，将邪气尽行补住，轻者邪气永不复出，重者即死矣。夫医者之所以遇疾即用，而病家服之死而无悔者，何也？盖愚人之心，皆以价贵为良药，价贱为劣药。而常人之情，无不好补而恶攻，故服参而死，即使明知其误，然以为服人参而死，则医者之力已竭，而人子之心已尽，此命数使然，可以无恨矣。若服攻削之药而死，即使用药不误，病实难治，而医者之罪，已不可胜诛矣。故人参者，乃医家邀功避罪之圣药也。病家如此，医家如此，而害人无穷矣！更有骇者，或以用人参为冠冕，或以用人参为有力量，又因其贵重，深信以为必能挽回造化，故毅然用之。孰知人参一用，凡病之有邪者即死，其不死者，亦终身不得愈乎。其破家之故，何也？盖向日之人参，不过一二换，多者三四换；今则其价十倍，其所服，又非一钱二钱而止，小康之家，服二三两，而家已荡然矣。夫人情于死生之际，何求不得，宁恤破家乎。医者全不一念，轻将人参立方。用而不遵，在父为不慈，在子为不孝，在夫妇昆弟为忍心害理，并有亲戚朋友责罚痛骂，即使明知无益，姑以此塞责。又有孝子慈父，幸其或生，竭力以谋之，遂使贫窭之家，病或稍愈，一家终身冻馁。若仍不救，棺殓俱无，卖妻鬻子，全家覆败。医者误治，杀人可恕，而逞己之意，日日害人破家，其恶甚于盗贼，可不慎哉！吾愿天下之人，断不可以人参为起死回生之药而必服之。医者，必审其病实系纯虚，非参不治，服必万全，然后用之。又必量其家业，尚可以支持，不至用参之后，死生无靠，然后节省用之。一以惜物力，一以全人之命，一以保人之家，如此存心，自然天降之福。若如近日之医，杀命破家于人不知之地，恐天之降祸，亦在人不知之地也，可不慎哉！

## 用药如用兵论

圣人之所以全民生也，五谷为养，五果为助，五畜为益，五菜为充。而毒药则以之攻邪，故虽甘草、人参误用致害，皆毒药之类也。古人好服食者，必生奇疾，犹之好战胜者，必有奇殃。是故兵之设也，以除暴，不得已而后兴；药之设也，以攻疾，亦不得已而后用，其道同也。故病之为患也，小则耗精，大能伤命，隐然一敌国也。以草木偏性，攻脏腑之偏胜，必能知彼知己，多方以制之，而后无丧身殒命之忧。是故传经之邪，而先夺其未至，则所以断敌之要道也。横暴之疾，而急保其未病，则所以守我之岩疆也。挟宿食而病者，先除其食，则敌之资粮已焚。合旧疾而发者，必防其并，则敌之内应既绝。辨经络而无泛用之药，此之谓向导之师。因寒热而有反用之方，此之谓行间之术。一病而分治之，则用寡可以胜众，使前后不相救，而势自衰。数病而合治之，则并力捣其中坚，使离散无所统，而众悉溃。病方进，则不治其太甚，固守元气，所以老其师。病方衰，则必穷其所之，更益精锐，所以捣其穴。若夫虚邪之体，攻不可过，本和平之药，而以峻药补之，衰敝之日不可穷民力也。实邪之伤攻不可缓，用峻厉之药而以常药和之，富强之国可以振威武也。然而选材必当，器械必良，克期不愆，布阵有方，此又不可更仆数也。孙武子十三篇，治病之法尽之矣。

## 执方治病论

古人用药立方，先陈列病症，然后云某方主之。若其症少有出入，则有加减之法，附于方后。可知方中之药，必与所现之症纤悉皆合，无一味虚设。乃用此方毫无通融也。又有一病，而云某方亦主之者，其方或稍有异同，或竟不同，可知一病并不止一方所能治。今乃病名稍似，而其中之现症全然不同，乃亦以此方施治，则其药皆不对症矣。并有病名虽一，病形相反，亦用此方，则其中尽属相反之药矣。总之欲用古方，必先审病者所患之症，悉与古方前所陈列之症皆合，更检方中所用之药，无一不与所现之症相合，然后施用，否则必须加减。无可加减，则另择一方，断不可道听途说，闻某方可以治某病，不论其因之异同，症之出入，而冒昧施治。虽所用悉本于古方，而害益大矣。

## 汤药不足尽病论

《内经》治病之法，针灸为本，而佐之以砭石、熨浴、导引、按摩、酒醴等法。病各有宜，缺一不可。盖服药之功，入肠胃而气四达，未尝不能行于脏腑经络。若邪在筋骨肌肉之中，则病属有形，药之气味，不能奏功也。故必用针灸等法，即从病之所在，调其血气，逐其风寒，为实而可据也。况即以服药论，止用汤剂，亦不能尽病。盖汤者，荡也，其行速，其质轻，其力易过而不留，惟病在荣卫肠胃者，其效更速。其余诸病，有宜丸、宜散、宜膏者，必医者预备，以待一时急用。视其病之所在，而委曲施治，则病无遁形。故天下无难治之症，而所投辄有神效。扁鹊、仓公所谓禁方者是也。若今之医者，只以一煎方为治，惟病后调理则用滋补丸散，尽废圣人之良法，即使用药不误，而与病不相入，则终难取效。故扁鹊云：人之所患，患病多；医之所患，患道少。近日病变愈多，而医家之道愈少，此痼疾之所以日多也。

## 本草古今论

本草之始，仿于神农，药止三百六十品，此乃开天之圣人，与天地为一体，实能探造化之精，穷万物之理，字字精确，非若后人推测而知之者。故对症施治，其应若响。仲景诸方之药，悉本此书。药品不多，而神明变化，已无病不治矣。迨其后，药味日多，至陶弘景倍之，而为七百二十品。后世日增一日。凡华夷之奇草逸品，试而有效，医家皆取而用之，代有成书。至明李时珍，增益唐慎微《证类本草》为《纲目》，考其异同，辨其真伪，原其生产，集诸家之说，而本草更大备，此药味由少而多之故也。至其功用，则亦后人试验而知之，故其所治之病益广。然皆不若《神农本草》之纯正真确，故宋人有云：用《神农》之品无不效，而弘景所增已不甚效，若后世所增之药则尤有不足凭者。至其诠释，大半皆视古方用此药医某病，则增注之；或古方治某病，其药不止一品，而误以方中此药为专治此病者有之；更有以己意推测而知者；又或偶愈一病，实非此药之功，而强著其效者；种种难信。至张洁古、李东垣辈，以某药专派入某经，则更穿凿矣，其详在治病不必分经络脏腑篇。故论本草，必以《神农》为本，而他说则必审择而从之，更必验之于病而后信。又必考古人方中所曾用者，乃可采取，余则止可于单方外治之法用之。又有后世所谓之奇药，或出于深山穷谷，或出于殊方异域，前世所未尝有者，后人用之，往往有奇效。此乃偏方异气之所钟，造物之机，久而愈泄，能治古方所不能治之奇病。博物君子，亦宜识之，以广见闻，此又在本草之外者矣。

## 药性变迁论

古方所用之药，当时效验显著，而本草载其功用凿凿者，今依方施用，竟有应有不应，其故何哉？盖有数端焉：一则地气之殊也。当时初用之始，必有所产之地，此乃其本生之土，故气厚而力全，以后传种他方，则地气移而力薄矣。一则种类之异也。凡物之种类不一，古人所采，必至贵之种。后世相传，必择其易于繁衍者而种之，未必皆种之至贵者。物虽非伪，而种则殊矣。一则天生与人力之异也。当时所采，皆生于山谷之中，元气未泄，故得气独厚。今皆人功种植，既非山谷之真气，又加灌溉之功，则性平淡而薄劣矣。一则名实之讹也。当时药不市卖，皆医者自取而备之。迨其后，有不常用之品，后人欲得而用之，寻求采访，或误以他物充之，或以别种代之。又肆中未备，以近似者欺人取利，此药遂失其真矣。其变迁之因，实非一端。药性既殊，即审病极真，处方极当，奈其药非当时之药，则效亦不可必矣。今之医者，惟知定方，其药则惟病家取之肆中，所以真假莫辨，虽有神医，不能以假药治真病也。

## 药性专长论

药之治病，有可解者，有不可解者。如性热能治寒，性燥能治湿，芳香则通气，滋润则生津，此可解者也。如同一发散也，而桂枝则散太阳之邪，柴胡则散少阳之邪；同一滋阴也，而麦冬则滋肺之阴，生地则滋肾之阴；同一解毒也，而雄黄则解蛇虫之毒，甘草则解饮食之毒，已有不可尽解者。至如鳖甲之消痞块，使君子之杀蛔虫，赤小豆之消肤肿，蕤仁生服不眠，熟服多睡，白鹤花之不腐肉而腐骨，则尤不可解者。此乃药性之专长，即所谓单方秘方也。然人止知不可解者之为专长，而不知常用药之中，亦各有专长之功。后人或不知之，而不能用，或日用而忽焉，皆不能尽收药之功效者也。故医者，当广集奇方，深明药理，然后奇症当前，皆有治法，变化不穷。当年神农著《本草》之时，既不能睹形而即识其性，又不可每药历试而知，竟能深识其功能，而所投必效，岂非与造化相为默契，而非后人思虑之所能及者乎？

## 煎药法论

煎药之法，最宜深讲，药之效不效，全在乎此。夫烹饪禽鱼羊豕，失其调度，尚能损人，况药专以之治病，而可不讲乎？其法载于古方之末者，种种各殊。如麻黄汤，先煮麻黄去沫，然后加余药同煎，此主药当先煎之法也；而桂枝汤，又不必先煎桂枝，服药后，须啜热粥以助药力，又一法也；如茯苓桂枝甘草大枣汤，则以甘澜水先煎茯苓；如五苓散，则以白饮和服，服后又当多饮暖水；小建中汤，则先煎五味，去渣而后纳饴糖；大柴胡汤，则煎减半，去渣再煎；柴胡加龙骨牡蛎汤，则煎药成而后纳大黄。其煎之多寡，或煎水减半，或十分煎去二三分，或止煎一二十沸。煎药之法，不可胜数，皆各有意义。大都发散之药，及芳香之药，不宜多煎，取其生而疏荡；补益滋腻之药，宜多煎，取其熟而停蓄。此其总诀也。故方药虽中病，而煎法失度，其药必无效。盖病家之常服药者，或尚能依法为之。其粗鲁贫苦之家，安能如法制度，所以病难愈也。若今之医者，亦不能知之矣，况病家乎？

## 服药法论

病之愈不愈，不但方必中病，方虽中病，而服之不得其法，则非特无功，而反有害，此不可不知也。如发散之剂，欲驱风寒出之于外，必热服，而暖覆其体，令药气行于荣卫，热气周遍，挟风寒而从汗解；若半温而饮之，仍当风坐立，或仅寂然安卧，则药留肠胃，不能得汗，风寒无暗消之理，而荣气反为风药所伤矣。通利之药，欲其化积滞而达之于下也，必空腹顿服，使药性鼓动，推其垢浊从大便解；若与饮食杂投，则新旧混杂，而药气与食物相乱，则气性不专，而食积愈顽矣。故《伤寒论》等书，服药之法，宜热宜温，宜凉宜冷，宜缓宜急，宜多宜少，宜早宜晚，宜饱宜饥，更有宜汤不宜散，宜散不宜丸，宜膏不宜圆，其轻重大小，上下表里，治法各有当。此皆一定之至理，深思其义，必有得于心也。

## 医必备药论

古之医者，所用之药皆自备之。《内经》云：司气备物，则无遗主矣。当时韩康卖药，非卖药也，即治病也。韩文公《进学解》云：牛溲、马勃、败鼓之皮，俱收并蓄，待用无遗，医师之良也。今北方人称医者为卖药先生，则医者之自备药可知。自宋以后，渐有写方不备药之医，其药皆取之肆中，今则举世皆然。夫卖药者，不知医，犹之可也；乃行医者，竟不知药，则药之是非真伪，全然不问，医者与药不相谋，方即不误，而药之误多矣。又古圣人之治病，惟感冒之疾，则以煎剂为主，余者皆用丸散为多。其丸散，有非一时所能合者。倘有急迫之疾，必须丸散，俟丸散合就，而人已死矣。又有一病止须一丸而愈，合药不可止合一丸；若使病家为一人而合一料，则一丸之外，皆为无用。惟医家合之，留待当用者用之，不终弃也。又有不常用，不易得之药，储之数年难遇一用，药肆之中，因无人问，则亦不备。惟医者自蓄之，乃可待不时之需耳。至于外科所用之煎方，不过通散营卫耳。若护心托毒，全赖各种丸散之力，其药皆贵重难得，及锻炼之物，修合非一二日之功，而所费又大，亦不得为一人止合一二丸。若外治之围药、涂药、升药、降药，护肌、腐肉、止血、行瘀、定痛、煞痒、提脓、呼毒、生肉、生皮、续筋、连骨；又有熏、蒸、烙、灸、吊、洗、点、溻等药，种种各异，更复每症不同，皆非一时所能备，尤必须平时豫合。乃今之医者，既不知其方，亦不讲其法，又无资本以蓄药料，偶遇一大症，内科则一煎方之外，更无别方。外科则膏药之外，更无余药。即有之，亦惟取极贱极易得之一二味，以为应酬之具，则安能使极危、极险、极奇、极恶之症，令起死回生乎？故药者，医家不可不全备者也。

## 乩方论

世有书符请仙而求方者，其所书之方，固有极浅、极陋、极不典而不能治病且误人者；亦有极高、极古、极奇、极稳以之治病而神效者。其仙或托名吕纯阳，或托名张仲景。其方亦宛然纯阳、仲景之遗法。此其事甚奇，然亦有理焉。夫乩者，机也。人心之感召，无所不通，既诚心于求治，则必又能治病之鬼神应之。虽非真纯阳、仲景，必先世之明于医理，不遇于时而死者，其精灵一时不散，游行于天地之间，因感而至，以显其能，而其人病适当愈，则获遇之，此亦有其理也。其方未必尽效，然皆必有意义，反不若世之时医，用相反之药以害人。惟决死生之处，不肯凿凿言之，此则天机不轻泄之故也。至于不通不典之方，则必持乱之术不工，或病家之心不诚，非真乱方也。

## 热药误人最烈论



凡药之误人，虽不中病，非与病相反者，不能杀人；即与病相反，药性平和者，不能杀人；与病相反，性又不平和，而用药甚轻，不能杀人；性既相反，药剂又重，其方中有几味中病者，或有几味能解此药性者，亦不能杀人。兼此数害，或其人病甚轻，或其人精力壮盛，亦不能杀人。盖误药杀人，如此之难也，所以世之医者，大半皆误，亦不见其日杀数人也。即使杀之，乃辗转因循，以至于死，死者不觉也。其有幸而不死，或渐自愈者，反指所误用之药以为此方之功效，有转以之误治他人矣。所以终身误人，而不自知其咎也。惟大热大燥之药，则杀人为最烈。盖热性之药，往往有毒，又阳性急暴，一入脏腑，则血涌气升。若其人之阴气本虚，或当天时酷暑，或其人伤暑伤热，一投热剂，两火相争，目赤便闭，舌燥齿干，口渴心烦，肌裂神躁，种种恶候，一时俱发。医者及病家俱不察，或云更宜引火归元，或云此是阴症，当加重其热药，而佐以大补之品，其人七窍皆血，呼号宛转，状如服毒而死。病家全不以为咎，医者亦洋洋自得，以为病势当然。总之愚人喜服补热，虽死不悔。我目中所见不一，垂涕泣而道之，而医者与病家，无一能听从者，岂非所谓命哉！夫大寒之药，亦能杀人，其势必缓，犹为可救。不若大热之药，断断不可救也。至于极轻淡之药，误用亦能杀人，此乃其人之本领甚薄，或势已危殆，故小误即能生变，此又不可全归咎于医杀之也。

## 薄　贴　论

今所用之膏药，古人谓之薄贴。其用大端有二：一以治表，一以治里。治表者，如呼脓去腐，止痛生肌，并摭风护肉之类。其膏宜轻薄而日换，此理人所易知。治里者，或驱风寒，或和气血，或消痰痞，或壮筋骨，其方甚多，药亦随病加减。其膏宜重厚而久贴，此理人所难知，何也？盖人之疾病，由外以入内，其流行于经络脏腑者，必服药乃能驱之。若其病既有定所，在于皮肤筋骨之间，可按而得者，用膏贴之，闭塞其气，使药性从毛孔而入其腠理，通经贯络，或提而出之，或攻而散之，较之服药尤有力，此至妙之法也。故凡病之气聚血结，而有形者，薄贴之法为良。但制膏之法，取药必真，心志必诚，火候必到，方能有效，否则不能奏功。至于敷熨吊溻种种杂法，义亦相同，在善医者通变之而已。

## 貌似古方欺人论

古圣人之立方，不过四五味而止。其审药性，至精至当；其察病情，至真至确。方中所用之药，必准对其病，而无毫发之差，无一味泛用之药，且能以一药兼治数症，故其药味虽少，而无症不该。后世之人，果能审其人之病，与古方所治之病无少异，则全用古方治之，无不立效。其如天下之风气各殊，人之气禀各异，则不得不依古人所制主病之方，略为增减，则药味增矣。又或病同而症甚杂，未免欲兼顾，则随症增一二味，而药又增矣。故后世之方，药味增多，非其好为杂乱也，乃学不如古人，不能以一药该数症，故变简而为繁耳。此犹不失周详之意。且古方之设，原有加减之法，病症杂出，亦有多品之剂，药味至十余种。自唐以后之方，用药渐多，皆此义也。乃近世之医，动云效法汉方，药止四五味，其四五味之药，有用浮泛轻淡之品者，虽不中病，犹无大害。若趋时之辈，竟以人参、附子、干姜、苍术、鹿茸、熟地等峻补辛热之品，不论伤寒、暑湿，惟此数种轮流转换，以成一方，种种与病相反，每试必杀人，毫不自悔。既不辨病，又不审药性，更不记方书，以为此乃汉人之法。呜呼！今之所学汉人之方，何其害人如此之毒也！其端起于近日之时医，好为高论以欺人，又人情乐于温补，而富贵之家尤甚。不如是则道不行，所以人争效尤，以致贻害不息。安有读书考古、深思体验之君子，出而挽回之，亦世道生民之大幸也。

# 医学源流论卷下

## 治法

### 司天运气论

邪说之外，有欺人之学，有耳食之学。何谓欺人之学？好为高谈奇论，以骇人听闻，或剿袭前人之语，以示渊博，彼亦自知其为全然不解，但量他人亦莫之能深考也，此为欺人之学。何谓耳食之学？或窃听他人之语，或偶阅先古之书，略记数语，自信为已得其秘，大言不惭，以此动众，所谓道听途说是也。如近人所谈司天运气之类是也。彼所谓司天运气者，以为何气司天，则是年民当何病。假如厥阴司天，风气主之，则是年之病，皆当作风治。此等议论，所谓耳食也。盖司天运气之说，黄帝不过言天人相应之理，如此其应验先候于脉。凡遇少阴司天，则两手寸口不应；厥阴司天，则右寸不应；太阴司天，则左寸不应。若在泉，则尺脉不应，亦如之。若脉不当其位则病，相反者死，此诊脉之一法也。至于病，则必观是年岁气胜与不胜。如厥阴司天，风淫所胜，民病心痛胁满等症。倘是年风淫虽胜，而民另生他病，则不得亦指为风淫之病也。若是年风淫不胜，则又不当从风治矣。经又云：相火之下，水气乘之；水位之下，火气承之。五气之胜，皆然。此乃亢则害，承乃制之理。即使果胜，亦有相克者乘之，更与司天之气相反矣。又云：初气终三气，天气主之，胜之常也；四气尽终气，地气主之，复之常也。有胜则复，无胜则否。则岁半以前属司天，岁半以后又属在泉，其中又有胜、不胜之殊，其病更无定矣。又云：厥阴司天，左少阴，右太阳，谓之左间、右间。六气皆有左右间，每间主六十日，是一岁之中，复有六气循环作主矣。其外又有南政、北政之反其位，天符岁会三合之不齐，太过不及之异气，欲辨明分晰，终年不能尽其蕴。当时圣人不过言天地之气，运行旋转如此耳。至于人之得病，则岂能一一与之尽合？一岁之中，不许有一人生他病乎？故《内经》治岁气胜复，亦不分所以得病之因。总之见病治病，如风淫于内，则治以辛凉，六气皆有简便易守之法。又云：治诸胜复，寒者热之，热者寒之，温者清之，清者温之，无问其数，以平为期，何等划一。凡运气之道，言其深者，圣人有所不能知，及施之实用，则平正通达，人人易晓。但不若今之医者所云，何气司天，则生何病，正与《内经》圆机活法相背耳。

## 医道通治道论

治身犹治天下也。天下之乱，有由乎天者，有由乎人者。由乎天者，如夏商水旱之灾是也。由乎人者，如历代季世之变是也。而人之病，有由乎先天者，有由乎后天者。由乎先天者，其人生而虚弱柔脆是也。由乎后天者，六淫之害，七情之感是也。先天之病，非其人之善养，与服大药，不能免于夭折，犹之天生之乱，非大圣大贤，不能平也。后天之病，乃风寒暑湿燥火之疾，所谓外患也；喜怒忧思悲惊恐之害，所谓内忧也。治外患者，以攻胜。四郊不靖，而选将出师，速驱除之可也。临辟雍而讲礼乐，则敌在门矣。故邪气未尽，而轻用补者，使邪气内入而亡。治内伤者，以养胜。纲纪不正，而崇儒讲道，徐化导之可也。若任刑罚而严诛戮，则祸益深矣。故正气不足，而轻用攻者，使其正气消尽而亡。然而大盛之世，不无玩民，故刑罚不废，则补中之攻也。然使以小寇而遽起戎兵，是扰民矣。故补中之攻，不可过也。征诛之年，亦修内政，故教养不弛，则攻中之补也。然以戎首而稍存姑息，则养寇矣。故攻中之补，不可误也。天下大事，以天下全力为之，则事不堕；天下小事以一人从容处之，则事不扰。患大病以大药制之，则病气无余；患小病以小方处之，则正气不伤。然而施治有时，先后有序，大小有方，轻重有度，疏密有数，纯而不杂，整而不乱。所用之药，各得其性，则器使之道；所处之方，各得其理，则调度之法。能即小以喻大，谁谓良医之法，不可通于良相也。

## 五方异治论

人禀天地之气以生，故其气体随地不同。西北之人，气深而厚，凡受风寒，难于透出，宜用疏通重剂。东南之人，气浮而薄，凡遇风寒，易于疏泄，宜用疏通轻剂。又西北地寒，当用温热之药，然或有邪蕴于中，而内反甚热，则用辛寒为宜。东南地温，当用清凉之品，然或有气邪随散，则易于亡阳，又当用辛温为宜。至交广之地，则汗出无度，亡阳尤易，附、桂为常用之品；若中州之卑湿，山陕之高燥，皆当随地制宜。故入其境，必问水土风俗而细调之，不但各府各别，即一县之中，风气亦有迥殊者。并有所产之物，所出之泉，皆能致病，土人皆有极效之方，皆宜详审访察。若恃己之能，执己之见，治竟无功，反为土人所笑矣。

湖州长兴县，有合溪，小儿饮此水，则腹中生痞。土人治法，用线挂颈，以两头按乳头上，剪断，即将此线挂转，将两头向背脊上，一并拽齐。线头尽处将黑点记脊上，用艾灸之，或三壮，或七壮即消，永不再发。服药无效。

## 病随国运论

天地之气运，数百年一更易，而国家之气运亦应之。上古无论，即以近代言。如宋之末造，中原失陷，主弱臣弛，张洁古、李东垣辈立方，皆以补中宫，健脾胃，用刚燥扶阳之药为主，《局方》亦然。至于明季，主暗臣专，膏泽不下于民，故丹溪以下诸医，皆以补阴益下为主。至我本朝，运当极隆之会，圣圣相承，大权独揽，朝纲整肃，惠泽旁流，此阳盛于上之明征也。又冠饰朱缨，口燔烟草，五行惟火独旺，故其为病，皆属盛阳上越之症。数十年前，云间老医知此义者，往往专以芩、连、知、柏，挽回误投温补之人，应手奇效，此实与运气相符。近人不知此理，非惟不能随症施治，并执宁过温热，毋过寒冷之说。偏于温热，又多矫枉过正之论。如中暑一症，或有伏阴在内者，当用大顺散、理中汤，此乃千中之一。今则不论何人，凡属中暑，皆用理中等汤。我目睹七窍皆裂而死者，不可胜数。至于托言祖述东垣，用苍术等燥药者，举国皆然。此等恶习，皆由不知天时国运之理，误引旧说以害人也。故古人云：不知天地人者，不可以为医。

## 针灸失传论

《灵》、《素》两经，其详论脏腑、经穴、疾病等说，为针法言者，十之七八，为方药言者，十之二三。上古之重针法如此，然针道难而方药易，病者亦乐于服药，而苦于针。所以后世方药盛行，而针法不讲。今之为针者，其显然之失有十，而精微尚不与焉。两经所言，十二经之出入起止，浅深左右，交错不齐，其穴随经上下，亦参差无定。今人只执同身寸，依左右一直竖量，并不依经曲折，则经非经，而穴非穴，此一失也。两经治病，云某病取某穴者固多，其余则指经而不指穴。如《灵》终始篇云：人迎一盛，泻足少阳，补足厥阴①；厥病篇云：厥头痛，或取足阳明、太阴，或取手少阳、足少阴。耳聋，取手阳明。嗌干，取足少阴。皆不言其穴，其中又有泻子补母等义。今则每病指定几穴，此二失也。两经论治，井、营、输、经、合最重。冬刺井，春刺营，夏刺输，长夏刺经，秋刺合。凡只言某经，而不言某穴者，大都皆指井营五者为言。今则皆不讲矣，此三失也。补泻之法，《内经》云：吸则内针，无令气

① 足厥阴：原作“足太阴”，据《灵枢·终始》改。

忤，静以久留，无令邪布；吸则转针，以得气为故，候呼引针，呼尽乃去，大气皆出为泻。呼尽内针，静以久留，以气至为故，候吸引针，气不得出，各在其处，推阖其门，令神气存，大气留止为补。又必迎其经气，疾内而徐出，不按其痏为泻；随其经气徐内而疾出，即按其痏为补。其法多端。今则转针之时，以大指推出为泻，搓入为补，此四失也。纳针之后，必候其气。刺实者，阴气隆至乃去针；刺虚者，阳气隆至乃出针。气不至，无问其数气至即去之，勿复针。《难经》云：先以左手压按所针之处，弹而努之，爪而下之。其气来如动脉之状，顺而刺之。得气因而推内之，是谓补；动而伸之，是谓泻。今则时时转动，俟针下宽转，而后出针，不问气之至与不至，此五失也。凡针之深浅，随时不同。春气在毛，夏气在皮肤，秋气在肌肉，冬气在筋骨，故春夏刺浅，秋冬刺深，反此有害。今则不论四时，分寸各有定数，此六失也。古之用针，凡疟疾、伤寒、寒热咳嗽，一切脏腑七窍等病，无所不治。今则止治经脉、形体、痿痹、屈伸等病而已，此七失也。古人刺法，取血甚多，《灵枢》血络论言之最详。而头痛腰痛，尤必大泻其血，凡血络有邪者，必尽去之。若血射出而黑，必令变色，见赤血而止，否则病不除而反有害。今人则偶尔见血，病者医者已惶恐失据，病何由除？此八失也。《内经》刺法，有九变十二节。九变者，输刺、远道刺、经刺、络刺、分刺、大写刺、毛刺、巨刺、焠刺。十二节者，偶刺、报刺、恢刺、齐刺、扬刺、直针刺、输刺、短刺、浮刺、阴刺、傍刺、赞刺。以上二十一法，视病所宜，不可更易，一法不备，则一病不愈。今则只直刺一法，此九失也。古之针制有九：镵针、员针、锓针、锋针、铍针、员利针、毫针、长针、大针，亦随病所宜而用，一失其制，则病不应。今则大者如员针，小者如毫针而已，岂能治痼疾暴气？此十失也。其大端之失，已如此，而其尤要者，更在神志专一，手法精严。经云：神在秋毫，属意病者，审视血脉，刺之无殆。又云：经气已至，慎守勿失，深浅在志，远近若一，如临深渊，手如握虎，神无营于众物。又云：伏如横弩，起如发机。其专精敏妙如此。今之医者，随手下针，漫不经意，即使针法如古，志不凝而机不达，犹恐无效，况乎全与古法相背乎？其外更有先后之序，迎随之异，贵贱之殊，劳逸之分，肥瘦之度，多少之数，更仆难穷。果能潜心体察，以合圣度，必有神功。其如人之畏难就易，尽违古法，所以世之视针甚轻，而其术亦不甚行也。若灸之一法，则较之针所治之病，不过十之一二，知针之理，则灸又易易耳。

## 水病针法论

凡刺之法，不过补泻经络，祛邪纳气而已。其取穴甚少，惟水病风㽷肤胀，必刺五十七穴。又云：皮肤之血尽取之，何也？盖水旺必克脾土，脾土衰，则遍身皮肉皆肿，不特一经之中有水气矣。若仅刺一经，则一经所过之地，水自渐消，而他经之水不消，则四面会聚并一经，已泻之水亦仍满矣。故必周身肿满之处，皆刺而泻之，然后其水不复聚耳。此五十七穴者，皆脏之阴络，水之所容也。此与大禹治洪水之法同。盖洪水泛溢，必有江淮河济，各引其所近之众流以入海，必不能使天下之水只归一河以入海也。又出水之后，更必调其饮食。经云：方饮无食，方食无饮，欲使饮食异居则水不从食，以至于脾土受湿之处也。无食他食，百三十五日，此症之难愈如此。余往时治此病，轻者多愈，重者必复肿。盖由五十七穴未能全刺，而病人亦不能守戒一百三十五日也。此等大症，少违法度，即无愈理，可不慎哉。

## 出奇制病论

病有经有纬，有常有变，有纯有杂，有正有反，有整有乱。并有从古医书所无之病，历来无治法者，而其病又实可愈。既无陈法可守，是必熟寻《内经》、《难经》等书，审其经络脏腑受病之处，及七情六气相感之因，与夫内外分合，气血聚散之形，必有凿凿可征者，而后立为治法。或先或后，或并或分，或上或下，或前或后，取药极当，立方极正。而寓以巧思奇法，深入病机，不使杆格。如庖丁之解牛，虽筋骨关节之间，亦游刃有余。然后天下之病，千绪万端，而我之设法，亦千变万化，全在平时于极难极险之处参悟通澈，而后能临事不眩。否则一遇疑难，即束手无措，冒昧施治，动辄得咎，误人不少矣。

## 治病缓急论

病有当急治者，有不当急治者。外感之邪，猛悍剽疾，内犯脏腑，则元气受伤，无以托疾于外，必乘其方起之时，邪入尚浅，与气血不相乱，急驱而出之于外，则易而且速。若俟邪气已深，与气血相乱，然后施治，则元气大伤，此当急治者也。若夫病机未定，无所归着，急用峻攻，则邪气益横，如人之伤食，方在胃中，则必先用化食之药，使其食渐消，由中焦而达下焦，变成渣秽而出，自然渐愈。若即以硝黄峻药下之，则食尚在上焦，即使随药而下，乃皆未化之物，肠胃中脂膜与之同下，而人已大疲，病必生变，此不当急治者也。以此类推，余病可知。至于虚人与老少之疾，尤宜分别调护，使其元气渐转，则正复而邪退。医者不明此理，而求速效，则补其所不当补，攻其所不当攻。所服之药不验，又转求他法，无非诛伐无过，至当愈之时，其人已为药所伤，而不能与天地之生气相应矣。故虽有良药，用之非时，反能致害，缓急之理，可不讲哉？

## 治病分合论

一病而当分治者，如痢疾、腹痛、胀满，则或先治胀满，或先治腹痛。即胀满之中亦不同，或因食，或因气，或先治食，或先治气。腹痛之中亦不同，或因积，或因寒，或先去积，或先散寒。种种不同，皆当视其轻重而审察之。以此类推，则分治之法可知矣。有当合治者，如寒热腹痛，头疼，泄泻，厥冒，胸满，内外上下，无一不病，则当求其因何而起，先于诸症中择最甚者为主。而其余症，每症加专治之药一二味以成方，则一剂而诸症皆备。以此类推，则合治之法可知矣。药亦有分合焉，有一病而合数药以治之者，阅古圣人制方之法自知；有数病而一药治之者，阅本草之主治自知。为医者，无一病不穷究其因，无一方不洞悉其理，无一药不精通其性，庶几可以自信，而不枉杀人矣。

## 发汗不用燥药论

驱邪之法，惟发表攻里二端而已。发表所以开其毛孔，令邪从汗出也。当用至轻至淡，芳香清冽之品，使邪气缓缓从皮毛透出，无犯中焦，无伤津液，仲景麻黄、桂枝等汤是也。然犹恐其营中阴气，为风火所煽，而销耗于内，不能滋润和泽，以托邪于外，于是又啜薄粥，以助胃气，以益津液，此服桂枝汤之良法。凡发汗之方，皆可类推。汗之必资于津液如此。后世不知，凡用发汗之方，每专用厚朴、葛根、羌活、白芷、苍术、豆蔻等温燥之药，即使其人津液不亏，内既为风火所熬，又复为燥药所燥，则汗从何生？汗不能生，则邪无所附而出，不但不出，邪气反为燥药鼓动，益复横肆，与正气相乱，邪火四布，津液益伤，而舌焦唇干，便闭目赤，种种火象自生，则身愈热，神渐昏，恶症百出。若再发汗，则阳火盛极，动其真阴，肾水来救，元阳从之，大汗上泄，亡阳之危症生矣。轻者亦成痉症，遂属坏病难治。故用燥药发汗而杀人者，不知凡几也。此其端开于李东垣，其所著书立方，皆治湿邪之法，与伤寒杂感无涉，而后人宗其说，以治一切外感之症，其害至今益甚。况治湿邪之法，亦以淡渗为主，如猪苓、五苓之类，亦无以燥胜之者。盖湿亦外感之邪，总宜驱之外出，而兼以燥湿之品，断不可专用胜湿之药，使之内攻，致邪与正争，而伤元气也。至于中寒之证，亦先以发表为主，无竟用热药以胜寒之理，必其寒气乘虚陷入，而无出路，然后以姜、附回其阳，此仲景用理中之法也。今乃以燥药发杂感之汗，不但非古圣之法，并误用东垣之法，医道失传，只此浅近之理尚不知，何况深微者乎？

## 病不可轻汗论

治病之法，不外汗下二端而已。下之害人，其危立见，故医者病者，皆不敢轻投。至于汗多亡阳而死者，十有二三，虽死而人不觉也。何则？凡人患风寒之疾，必相戒以为宁暖无凉，病者亦重加覆护，医者亦云服药，必须汗出而解。故病人之求得汗，人人以为当然也。秋冬之时，过暖尚无大害；至于盛夏初秋，天时暑燥，卫气开而易泄，更加闭户重衾，复投发散之剂，必至大汗不止而阳亡矣。又外感之疾，汗未出之时，必烦闷恶热；及汗大出之后，卫气尽泄，必阳衰而畏寒。始之暖覆，犹属勉强，至此时，虽欲不覆而不能，愈覆愈汗，愈汗愈寒，直至汗出如油，手足厥冷，而病不可为矣。其死也，神气甚清，亦无痛苦，病者医者，及旁观之人，皆不解其何故而忽死，惟有相顾噩然而已。我见甚多，不可不察也。总之有病之人，不可过凉，亦不宜太暖，无事不可令汗出，惟服药之时，宜令小汗。仲景服桂枝汤法云：服汤已，温覆令微似汗，不可如水淋漓。此其法也。至于亡阳未剧，尤可挽回，《伤寒论》中真武、理中、四逆等法可考。若已脱尽，无可补救矣。又盛暑之时，病者或居楼上，或卧近灶之所。无病之人，一立其处，汗出如雨，患病者必至时时出汗，即不亡阳，亦必阴竭而死。虽无移徙之处，必择一席稍凉之地而处之，否则神丹不救也。

## 伤风难治论

凡人偶感风寒，头痛发热，咳嗽涕出，俗语谓之伤风。非《伤寒论》中所云之伤风，乃时行之杂感也。人皆忽之，不知此乃至难治之疾，生死之所关也。盖伤风之疾，由皮毛以入于肺，肺为娇脏，寒热皆所不宜。太寒，则邪气凝而不出；太热，则火烁金而动血；太润，则生痰饮；太燥，则耗精液；太泄，则汗出而阳虚；太涩，则气闭而邪结。并有视为微疾，不避风寒，不慎饮食，经年累月，病机日深，或成血证，或成肺痿，或成哮喘，或成怯弱，比比皆然。误治之害，不可胜数。谚云：伤风不醒变成劳。至言也。然则治之何如？一祛风，苏叶、荆芥之类。二消痰，半夏、象贝之类。三降气，苏子、前胡之类。四和荣卫，桂枝、白芍之类。五润津液，蒌仁、元参之类。六养血，当归、阿胶之类。七清火，黄芩、山栀之类。八理肺，桑皮、大力子之类。八者随其症之轻重而加减之，更加以避风寒，戒辛酸，则庶几渐愈，否则必成大病。医者又加以升提辛燥之品，如桔梗、干姜之类；不效，即加以酸收，如五味子之类，则必见血。及见血，随用熟地、麦冬，以实其肺，即成劳而死。四十年以来，我见以千计矣，伤哉！

## 攻补寒热同用论

虚症宜补，实症宜泻，尽人而知之者。然或人虚而症实，如弱体之人，冒风伤食之类；或人实而症虚，如强壮之人，劳倦亡阳之类。或有人本不虚，而邪深难出；又有人已极虚，而外邪尚伏。种种不同。若纯用补，则邪气益固；纯用攻，则正气随脱。此病未愈，彼病益深，古方所以有攻补同用之法。疑之者曰：两药异性，一水同煎，使其相制，则攻者不攻，补者不补，不如勿服。若或两药不相制，分途而往，则或反补其所当攻，攻其所当补，则不惟无益，而反有害，是不可不虑也。此正不然，盖药之性，各尽其能，攻者必攻强，补者必补弱，犹掘坎于地，水从高处流下，必先盈坎而后进，必不反向高处流也。如大黄与人参同用，大黄自能逐去坚积，决不反伤正气；人参自能充益正气，决不反补邪气。盖古人制方之法，分经别脏，有神明之道焉。如疟疾之小柴胡汤，疟之寒热往来，乃邪在少阳，木邪侮土，中宫无主，故寒热无定。于是用柴胡以驱少阳之邪，柴胡必不犯脾胃；用人参以健中宫之气，人参必不入肝胆，则少阳之邪自去，而中土之气自旺，二药各归本经也。如桂枝汤，桂枝走卫以祛风，白芍走荣以止汗，亦各归本经也。以是而推，无不尽然。试以《神农本草》诸药主治之说，细求之，自无不得矣。凡寒热兼用之法，亦同此义，故天下无难治之症。后世医者不明此理，药惟一途，若遇病情稍异，非顾此失彼，即游移浮泛，无往而非棘手之病矣。但此必本于古人制方成法，而神明之。若竟私心自用，攻补寒热，杂乱不伦，是又杀人之术也。

## 临病人问所便论

病者之爱恶苦乐，即病情虚实寒热之征。医者望色切脉而知之，不如其自言之为尤真也。惟病者不能言之处，即言而不知其所以然之故，则赖医者推求其理耳。今乃病者所自知之病，明明为医者言之，则医者正可因其言，而知其病之所在以治之。乃不以病人自知之真，对症施治，反执己之偏见，强制病人，未有不误人者。如《伤寒论》中云：能食者为中风，不能食者为中寒。

则伤寒内中风之症，未尝禁其食也。乃医者见为伤寒之症，断不许食。凡属感症，皆不许其食。甚有病已半愈，胃虚求食，而亦禁之，以至因饿而死者。又《伤寒论》云：欲饮水者，稍稍与之。盖实火烦渴，得水则解，未尝禁冷水也。乃医家凡遇欲冷饮之人，一概禁止；并有伏暑之病，得西瓜而即愈者，病人哀求欲食，亦断绝不与，至烦渴而死。如此之类，不可枚举。盖病者之性情气体，有能受温热者，有能受寒凉者，有不受补者，有不禁攻者，各有不同。乃必强而从我意见，况医者之意见，亦各人不同，于是治病之法，无一中肯者矣。《内经》云：临病人问所便。盖病人之所便，即病情真实之所在。如身大热，而反欲热饮，则假热而真寒也；身寒战，而反欲寒饮，是假寒而真热也。以此类推，百不失一。而世之医者，偏欲与病人相背，何也？惟病人有所嗜好，而与病相害者，则医者宜开导之。如其人本喜酸，或得嗽症，则酸宜忌。如病人本喜酒，得湿病，则酒宜忌之类。此则不可纵欲以益其疾，若与病症无碍，而病人之所喜，则从病人之便，即所以治其病也。此《内经》辨症之精义也。

## 治病不必顾忌论

凡病人或体虚而患实邪，或旧有他病与新病相反，或一人兼患二病，其因又相反，或内外上下各有所病，医者踌躇束手，不敢下药，此乃不知古人制方之道者也。古人用药，惟病是求。药所以制病，有一病，则有一药以制之。其人有是病，则其药专至于病所而驱其邪，决不反至无病之处，以为祸也。若留其病不使去，虽强壮之人，迁延日久，亦必精神耗竭而死，此理甚易明也。如怯弱之人，本无攻伐之理。若或伤寒而邪入阳明，则仍用硝黄下药，邪去而精气自复；如或怀妊之妇，忽患癥瘕，必用桃仁、大黄以下其瘕，瘀去而胎自安；或老年及久病之人，或宜发散，或宜攻伐，皆不可因其血气之衰，而兼用补益；如伤寒之后，食复、女劳复，仲景皆治其食，清其火，并不因病后而用温补。惟视病之所在而攻之，中病即止，不复有所顾虑，故天下无束手之病。惟不能中病，或偏或误，或太过，则不病之处亦伤，而人危矣。俗所谓有病病当之，此历古相传之法也。故医者当疑难之际，多所顾忌，不敢对症用药者，皆视病不明，辨症不的，审方不真，不知古圣之精义者也。

## 病深非浅药能治论

天下有治法不误，而始终无效者。此乃病气深痼，非泛然之方药所能愈也。凡病在皮毛荣卫之间，即使病势极重，而所感之位甚浅，邪气易出。至于脏腑筋骨之痼疾，如劳怯痞隔，风痹痿厥之类，其感非一日，其邪在脏腑筋骨，如油之入面，与正气相并，病家不知，屡易医家，医者见其不效，杂药乱投，病日深而元气日败，遂至不救。不知此病，非一二寻常之方所能愈也。今之集方书者，如风痹大症之类，前录古方数首，后附以通治之方数首，如此而已。此等治法，岂有愈期？必当遍考此病之种类，与夫致病之根源，及变迁之情状，并询其历来服药之误否。然后广求古今以来治此症之方，选择其内外种种治法次第施之，又时时消息其效否，而神明变通之，则痼疾或有可愈之理。若徒执数首通治之方，屡试不效，其计遂穷，未有不误者也。故治大症，必学问深博，心思精敏，又专心久治，乃能奏效。世又有极重极久之病，诸药罔效，忽服极轻淡之方而愈。此乃其病本有专治之方，从前皆系误治，忽遇对症之药，自然应手而痊也。

## 愈病有日期论

治病之法，自当欲其速愈。世之论者，皆以为治早而药中病，则愈速；治缓而药不中病，则愈迟。此常理也。然亦有不论治之迟早，而愈期有一定者。《内经》藏气法时论云：夫邪气之客于身也，以胜相加，至其所生而愈，至其所不胜而甚，至其所生而持，自得其位而起。其他言病愈之期不一，《伤寒论》云：发于阳者，七日愈；发于阴者，六日愈。又云：风家表解而不了了者，十二日愈。此皆宜静养调摄以待之，不可乱投药石。若以其不愈，或多方以取效，或更用重剂以希功，即使不误，药力胜而元气反伤。更或有不对症之药，不惟无益，反有大害，此所宜知也。况本源之病，必待其精神渐复。精神岂有骤长之理？至于外科，则起发成脓，生肌收口。亦如痘症，有一定之日期，治之而误，固有迁延生变者。若欲强之有速效，则如揠苗助长，其害有不可胜言者，乃病家医家，皆不知之。医者投药不效，自疑为未当，又以别方试之，不知前方实无所害，特时未至耳。乃反误试诸药，愈换而病愈重。病家以医者久而不效，更换他医。他医遍阅前方，知其不效，亦复更换他药，愈治愈远。由是断断不死之病，亦不救矣。此皆由不知病愈有日期之故也。夫病家不足责，为医者岂可不知，而轻以人尝试乎？若医者审知之，而病家必责我以近效，则当明告之故，决定所愈之期。倘或不信，必欲医者另立良方，则以和平轻淡之药，姑以应病者之求，待其自愈。如更不信，则力辞之，断不可徇人情而至于误人。如此则病家一时或反怨谤，以后其言果验，则亦知我识高而品崇矣。

## 治病必考其验否论

天下之事，惟以口舌争，而无从考其信否者，则是非难定。若夫医则有效验之可征，知之最易。而为医者，自审其工拙亦最易。然而世之择医者与为医者，皆愦愦而莫之辨，何也？古人用药，苟非宿病痼疾，其效甚速。《内经》云：一剂知，二剂已。又云：覆杯而卧。《伤寒论》云：一服愈者，不必尽剂。可见古人审病精而用药当，未有不一二剂而效者。故治病之法，必宜先立医案，指为何病，所本何方，方中用某药专治某症，其论说本之何书。服此药后，于何时减去所患之何病；倘或不验，必求所以不验之故，而更思必效之法。或所期之效不应，反有他效，必求其所以致他效之故；又或反增他症，或病反重，则必求所以致害之故，而自痛惩焉，更复博考医书，期于必愈而止。若其病本不能速效，或其病只可小效，或竟不可治，亦必预立医案，明著其说，然后立方，不得冒昧施治。如此自考，自然有过必知，加以潜心好学，其道日进矣。今之医者，事事反此，惟记方数首，择时尚之药数种，不论何病何症，总以此塞责，偶尔得效，自以为功。其或无效，或至于死，亦诿于病势之常，病家亦相循为固然，全不一怪。间有病家于未服药之前，问医者服此药之后，效验若何？医者答云：且看服后何如，岂有预期之理？病家亦唯唯自以为失言，何其愚也。若医者能以此法自考，必成良医。病家以此法考医者，必不为庸医之所误，两有所益也。

## 防微论

病之始生，浅则易治，久而深入，则难治。《内经》云：圣人不治已病治未病。夫病已成而药之，譬犹渴而穿井，斗而铸兵，不亦晚乎！《伤寒论》序云：时气不和，便当早言，寻其邪由，及在腠理，以时治之，罕有不愈？患人忍之，数日乃说，邪气入脏，则难可制。昔扁鹊见齐桓公云：病在腠理。三见之后，则已入脏，不可治疗而逃矣。历圣相传，如同一辙。盖病之始入，风寒既浅，气血脏腑未伤，自然治之甚易。至于邪气深入，则邪气与正气相乱，欲攻邪则碍正，欲扶正则助邪，即使邪渐去，而正气已不支矣。若夫得病之后，更或劳动感风，伤气伤食，谓之病后加病，尤极危殆。所以人之患病，在客馆道途得者，往往难治。非所得之病独重也，乃既病之后，不能如在家之安适，而及早治之，又复劳动感冒，致病深入而难治也。故凡人少有不适，必当即时调治，断不可忽为小病，以致渐深；更不可勉强支持，使病更增，以贻无穷之害。此则凡人所当深省，而医者亦必询明其得病之故，更加意体察也。

## 知病必先知症论

凡一病必有数症。有病同症异者,有症同病异者,有症与病相因者,有症与病不相因者。盖合之则曰病,分之则曰症。古方以一药治一症,合数症而成病,即合数药而成方。其中亦有以一药治几症者,有合几药而治一症者,又有同此一症,因不同用药亦异,变化无穷。其浅近易知者,如吐逆用黄连、半夏;不寐用枣仁、茯神之类,人皆知之。至于零杂之症,如《内经》所载,喘惋噫语,吞欠嚏呕,笑泣目瞑,嗌干,心悬善恐,涎下涕出,啮唇啮舌,善忘善怒,喜握多梦,呕酸魄汗等症,不可胜计。或由司天运气,或由脏腑生克,或由邪气传变,《内经》言之最详。后之医者,病之总名亦不能知,安能于一病之中,辨明众症之源流?即使病者身受其苦,备细言之,而彼实茫然不知古人以何药为治,仍以泛常不切之品应命,并有用相反之药,以益其疾者。此病者之所以无门可告也。学医者,当熟读《内经》,每症究其缘由,详其情状,辨其异同,审其真伪,然后遍考方书本草,详求古人治法。一遇其症,应手辄愈。不知者以为神奇,其实古圣皆有成法也。

## 补药可通融论

古人病愈之后,即令食五谷以养之,则元气自复,无所谓补药也。黄、农、仲景之书，岂有补益之方哉？间有别载他书者，皆托名也。自唐《千金翼》等方出，始以养性补益等各立一门，遂开后世补养服食之法。以后医家，凡属体虚病后之人，必立补方，以为调理善后之计。若富贵之人，则必常服补药，以供劳心纵欲之资。而医家必百计取媚，以顺其意。其药专取贵重辛热为主，无非参、术、地黄、桂、附、鹿茸之类，托名秘方异传。其气体合宜者，一时取效，久之必得风痹阴痼等疾，隐受其害，虽死不悔。此等害人之说，固不足论。至体虚病后补药之方，自当因人而施，视脏腑之所偏而损益之。其药亦不外阴阳气血，择和平之药数十种，相为出入，不必如治病之法，一味不可移易也。故立方只问其阴阳脏腑，何者专重而已。况膏丸合就，必经月经时而后服完。若必每日视脉察色，而后服药，则必须一日换一丸方矣。故凡服补药，皆可通融者也。其有神其说，过为艰难慎重，取贵僻之药，以为可以却病长生者，非其人本愚昧，即欲以之欺人耳。

## 轻药愈病论

古谚有不服药为中医之说，自宋以前已有之。盖因医道失传，治人多误，病者又不能辨医之高下，故不服药，虽不能愈病，亦不至为药所杀。况病苟非死症，外感渐退，内伤渐复，亦能自愈，故云中医。此过于小心之法也。而我以为病之在人，有不治自愈者，有不治难愈者，有不治竟不愈而死者。其自愈之疾，诚不必服药；若难愈及不愈之疾，固当服药。乃不能知医之高下，药之当否，不敢以身尝试，则莫若择平易轻浅，有益无损之方，以备酌用，小误亦无害，对病有奇功，此则不止于中医矣。如偶感风寒，则用葱白苏叶汤，取微汗；偶伤饮食，则用山楂、麦芽等汤消食；偶感暑气，则用六一散、广藿汤清暑；偶伤风热，则用灯心竹叶汤清火；偶患腹泻，则用陈茶佛手汤和肠胃，如此之类，不一而足。即使少误，必无大害。又有其药似平常，而竟有大误者，不可不知。如腹痛呕逆之症，寒亦有之，热亦有之，暑气触秽亦有之，或见此症，而饮以生姜汤，如果属寒，不散寒而用生姜热性之药，至寒气相斗，已非正治，然犹有得效之理。其余三症，饮之必危，曾见有人中暑，而服浓姜汤一碗，覆杯即死。若服紫苏汤，寒即立散，暑热亦无害。盖紫苏性发散，不拘何症，皆能散也。故虽极浅之药，而亦有深义存焉。此又所宜慎也。凡人偶有小疾，能择药性之最轻淡者，随症饮之，则服药而无服药之误，不服药而有服药之功，亦养生者所当深考也。

## 腹内痈论

古之医者，无分内外，又学有根柢，故能无病不识。后世内外科既分，则显然为内症者，内科治之，显然为外症者，外科治之。其有病在腹中，内外未显然者，则各执一说，各拟一方，历试诸药，皆无效验。轻者变重，重者即殒矣。此等症，不特外科当知之，即内科亦不可不辨明真确。知非己责，即勿施治，毋至临危束手，而后委他人也。腹内之痈有数症，有肺痈，有肝痈，有胃脘痈，有小肠痈，有大肠痈，有膀胱痈。惟肺痈咳吐腥痰，人犹易辨，余者或以为痞结，或以为瘀血，或以为寒痰，或以为食积，医药杂投，及至成脓，治已无及。并有不及成脓而死者，病者医者，始终不知何以致死，比比然也。今先辨明痞结瘀血，寒痰食积之状。凡痞结瘀血，必有所因，且由渐而成。寒痰则痛止无定，又必另现痰症。食积则必有受伤之日，且三五日后，大便通即散。惟外症则痛有常所，而迁延益甚。《金匮》云：诸脉浮数，应当发热，而反淅淅恶寒，若有痛处，当发其痈。以手按肿上，热者，有脓；不热者，无脓；此数句乃内痈真谛也。又云：肠痈之为病，身甲错，腹皮急，按之濡如肿状，腹无积聚，身无热是也；若肝痈，则胁内隐隐痛，日久亦吐脓血；小肠痈，与大肠相似，而位略高；膀胱痈，则痛在少腹之下，近毛际，着皮即痛，小便亦艰而痛。胃脘痈，则有虚实二种，其实者易消，若成脓，必大吐脓血而愈。惟虚症则多不治，先胃中痛胀，久而心下渐高，其坚如石，或有寒热，饮食不进，按之尤痛，形体枯瘦，此乃思虑伤脾之症，不待痈成即死。故凡腹中有一定痛处，恶寒倦卧，不能食者，皆当审察，防成内痈。甚毋因循求治于不明之人，以至久而脓溃，自伤其生也。

## 围　药　论

外科之法，最重外治，而外治之中，尤当围药。凡毒之所最忌者，散大而顶不高。盖人之一身，岂能无七情六欲之伏火，风寒暑湿之留邪，食饮痰涎之积毒？身无所病，皆散处退藏，气血一聚而成痈肿，则诸邪四面皆会。惟围药能截之，使不并合，则周身之火毒不至矣。其已聚之毒，不能透出皮肤，势必四布为害，惟围药能束之使不散漫，则气聚而外泄矣。如此则形小顶高，易脓易溃矣。故外治中之围药，较之他药为特重，不但初起为然，即成脓收口，始终赖之，一日不可缺。若世医之围药，不过三黄散之类，每试不效，所以皆云围药无用。如有既破之后，而仍用围药者，则群然笑之。故极轻之毒往往至于散越，而不可收拾者，皆不用围药之故也。至于围药之方，亦甚广博，大段以消痰拔毒、束肌收火为主，而寒热攻提、和平猛厉，则当随症去取。世人不深求至理，而反轻议围药之非，安望其术之能工也。

## 书论附科

### 《难经》论

《难经》非经也。以经文之难解者，设为问难以明之，故曰《难经》。言以经文以难而释之也。是书之旨，盖欲推本经旨，发挥至道，剖晰疑义，垂示后学，真读《内经》之津梁也。但其中亦有未尽善者，其问答之词，有即引经文以释之者。经文本自明显，引之或反遗其要，以至经语反晦，或则无所发明，或则与两经相背，或则以此误彼，此其所短也。内中有自出机杼，发挥妙道，未尝见于《内经》而实能显《内经》之奥义，补《内经》之所未发。此盖别有师承，足与《内经》并垂千古。不知创自越人乎？抑上古亦有此书，而越人引以为证乎？自隋唐以来，其书盛著，尊崇之者固多，而无能驳正之者。盖业医之辈，读《难经》而识其大义，已为医道中杰出之流，安能更深考《内经》，求其异同得失乎？古今流传之载籍，凡有舛误，后人无敢议者，比比然也，独《难经》乎哉！余详余所著《难经经释》中。

## 《伤寒论》论

仲景《伤寒论》编次者不下数十家，因致聚讼纷纭。此皆不知仲景作书之旨故也。观《伤寒》叙所述，乃为庸医误治而设，所以正治之法，一经不过三四条，余皆救误之法，故其文亦变动不居。读《伤寒论》者，知此书皆设想悬拟之书，则无往不得其义矣。今人必改叔和之次序，或以此条在前，或以此条在后，或以此症因彼症而生，或以此经因彼经而变，互相诟厉。孰知病变万端，传经无定，古人因病以施方，无编方以待病。其原本次序，既已散亡，庶几叔和所定为可信，何则？叔和《序例》云：今搜采仲景旧论，录其症候，诊脉、声色，对病真方有神验者，拟防世急。则此书乃叔和所搜集，而世人辄加辩驳，以为原本不如此，抑思苟无叔和，安有此书？且诸人所编，果能合仲景原文否耶？夫六经现症，有异有同，后人见阳经一症，杂于阴经之中，以为宜改入阳经之内，不知阴经亦有此症也。人各是其私，反致古人圆机活法，泯没不可闻矣。凡读书能得书中之精义要诀，历历分明，则任其颠倒错乱，而我心自能融会贯通，否则徒以古书纷更互异，愈改愈晦矣。

## 《金匮》论

《金匮要略》乃仲景治杂病之书也。其中缺略处颇多，而上古圣人，以汤液治病之法，惟赖此书之存，乃方书之祖也。其论病，皆本于《内经》，而神明变化之；其用药，悉本于《神农本草》，而融会贯通之；其方，则皆上古圣人历代相传之经方，仲景间有随症加减之法；其脉法，亦皆《内经》及历代相传之真诀。其治病无不精切周到，无一毫游移参错之处，实能洞见本源，审察毫末。故所投必效，如桴鼓之相应，真乃医方之经也！惜其所载诸病，未能全备，未知有残缺与否？然诸大症之纲领，亦已粗备，后之学者，以其为经而参考推广之，已思过半矣。自此以后之书，皆非古圣相传之真诀，仅自成一家，不可与《金匮》并列也。

## 《脉经》论

王叔和著《脉经》，分门别类，条分缕晰，其原亦本《内经》，而汉以后之说，一无所遗。其中旨趣，亦不能画一，使人有所执持。然其汇集群言，使后世有所考见，亦不可少之作也。愚按脉之为道，不过验其血气之盛衰寒热，及邪气之流在何经何脏，与所现之症，参观互考，以究其生克顺逆之理，而后吉凶可凭。所以《内经》、《难经》及仲景之论脉，其立论反若甚疏，而应验如神。若执《脉经》之说，以为某病当见某脉，某脉当得某病，虽《内经》亦间有之，不如是之拘泥繁琐也。试而不验，于是或咎脉之不准，或咎病之非真，或咎方药之不对症，而不知皆非也。盖病有与脉相合者，有与脉不相合者，兼有与脉相反者。同一脉也，见于此症为宜，见于彼症为不宜；同一症也，见某脉为宜，见某脉为不宜。一病可见数十脉；一脉可现数百症，变动不拘。若泥定一说，则从脉而症不合，从症而脉又不合，反令人彷徨，无所适从。所以古今论脉之家，彼此互异，是非各别，人持一论，得失相半，总由不知变通之精义，所以愈密而愈疏也。读《脉经》者，知古来谈脉之详密如此，因以考其异同，辨其得失，审其真伪，穷其变通，则自有心得。若欲泥脉以治病，必至全无把握。学者必当先参于《内经》、《难经》及仲景之说而贯通之，则胸中先有定见，后人之论，皆足以广我之见闻，而识力愈真。此读《脉经》之法也。

## 《千金方》、《外台》论

仲景之学，至唐而一变。仲景之治病，其论脏腑经络，病情传变，悉本《内经》。而其所用之方，皆古圣相传之经方，并非私心自造，间有加减，必有所本。其分两轻重，皆有法度。其药悉本于《神农本草》，无一味游移假借之处。非此方不能治此病，非此药不能成此方，精微深妙，不可思议。药味不过五六品，而功用无不周。此乃天地之化机，圣人之妙用，与天地同不朽者也。《千金方》则不然，其所论病，未尝不依《内经》，而不无杂以后世臆度之说；其所用方，亦皆采择古方，不无兼取后世偏杂之法；其所用药，未必全本于《神农》，兼取杂方单方，及通治之品。故有一病而立数方，亦有一方而治数病。其药品有多至数十味者，其中对症者固多，不对症者亦不少，故治病亦有效有不效。大抵所重，专在于药，而古圣制方之法不传矣。此医道之一大变也。然其用药之奇，用意之巧，亦自成一家，有不可磨灭之处。至唐王焘所集《外台》一书，则纂集自汉以来诸方，汇萃成书，而历代之方，于焉大备。但其人本非专家之学，故无所审择，以为指归，乃医方之类书也。然唐以前之方，赖此书以存，其功亦不可泯。但读之者，苟胸中无成竹，则众说纷纭，群方淆杂，反茫然失其所据。故读《千金》《外台》者，必精通于《内经》、仲景、本草等书，胸中先有成见，而后取其长而舍其短，则可资我博深之益。否则反乱人意，而无所适从。

嗟乎！《千金》、《外台》且然，况后世偏驳杂乱之书，能不惑人之心志哉？等而下之，更有无稽杜撰之邪书，尤不足道矣。

## 《活人书》论

宋人之书，能发明《伤寒论》，使人有所执持而易晓，大有功于仲景者，《活人书》为第一。盖《伤寒论》不过随举六经所现之症以施治。有一症而六经皆现者，并有一症而治法迥别者，则读者茫无把握矣。此书以经络病因，传变疑似，条分缕晰，而后附以诸方治法，使人一览了然，岂非后学之津梁乎？其书独出机杼，又能全本经文，无一字混入己意，岂非好学深思，述而不作，足以继往开来者乎？后世之述《伤寒论》者，唐宋以来，已有将经文删改移易，不明不贯；至近代前《条辨》、《尚论编》等书，又复倒颠错乱，各逞意见，互相辩驳，总由分症不清，欲其强合，所以日就支离。若能参究此书，则任病情之错综反覆，而治法仍归一定，何必聚讼纷纭，致古人之书，愈讲而愈晦也。

## 《太素脉》论

诊脉以之治病，其血气之盛衰，及风寒暑湿之中人，可验而知也。乃相传有《太素脉》之说，以候人之寿夭穷通，智愚善恶，纤悉皆备。夫脉乃气血之见端，其长而坚厚者，为寿之征；其短小而薄弱者，为夭之征；清而有神，为智之征；浊而无神，为愚之征。理或宜然，若善恶已不可知，穷通则与脉何与？然或得寿之脉，而其人或不谨于风寒劳倦患病而死；得夭之脉，而其人爱护调摄，得以永年。又有血气甚清，而神志昏浊者，形质甚浊；而神志清明者，即寿夭智愚，亦不能皆验。况其他乎？又书中更神其说，以为能知某年得某官，某年得财若干，父母何人，子孙何若，则更荒唐矣。天下或有习此术而言多验者，此必别有他术，以推测而幸中，借此以神其说耳。若尽于脉见之，断断无是理也。

## 妇科论

妇人之疾，与男子无异，惟经期胎产之病不同，并多癥瘕之疾。其所以多癥瘕之故，亦以经带胎产之血，易于凝滞，故较之男子为多。故古人名妇科谓之带下医，以其病总属于带下也。凡治妇人，必先明冲任之脉。冲脉起于气街，在毛际两旁。并少阴之经挟脐上行，至胸中而散。任脉起于中极之下，脐旁四寸。以上毛际，循腹里上关元。又云冲任脉皆起于胞中，上循背里，为经脉之海。此皆血之所从生，而胎之所由系。明于冲任之故，则本原洞悉，而后其所生之病，千条万绪，以可知其所从起。更参合古人所用之方，而神明变化之，则每症必有传受，不概治以男子泛用之药，自能所治辄效矣。至如世俗相传之邪说，如胎前宜凉，产后宜温等论，夫胎前宜凉，理或有之。若产后宜温，则脱血之后，阴气大伤，孤阳独炽，又瘀血未净，结为蕴热，乃反用姜桂等药，我见时医以此杀人无数。观仲景先生于产后之疾，以石膏、白薇、竹茹等药治之，无不神效。或云产后瘀血，得寒则凝，得热则行，此大谬也。凡瘀血凝结，因热而凝者，得寒降而解；因寒而凝者，得热降而解。如桃仁承气汤，非寒散而何？未闻此汤能凝血也。盖产后瘀血，热结为多。热瘀成块，更益以热，则炼成干血，永无解散之日。其重者阴涸而即死，轻者成坚痞、褥劳等疾。惟实见其真属寒气所结之瘀，则宜用温散。故凡治病之法，不本于古圣，而反宗后人之邪说，皆足以害人。诸科皆然，不独妇科也。

## 痘　科　论

今天下之医法失传者，莫如痘疹。痘之源，藏于脏腑骨脉，而发于天时。所谓本于脏腑骨脉者，凡人受生之初，阴阳二气，交感成形。其始因火而动，则必有渣滓未融之处，伏于脏腑骨脉之中，此痘之本源也。然外无感召，则伏而不出，及天地寒暑阴阳之气，沴戾日积，与人身之脏腑气血相应，则其毒随之而越，此发于天时者也。而天时有五运六气之殊，标本胜复之异。气体既禀受不同，感发又随时各别，则治法必能通乎造化之理而补救之。此至精至微之术也，奈何以寒凉伐之，毒药劫之哉？夫痘之源，不外乎火固也。然《内经》云：火郁则发之。其遇天时炎热，火甚易发者，清解固宜。若冬春之际，气为寒束，则不起发；发而精血不充，则无浆；浆而精血不继，即不靥。则温散、提托、补养之法，缺一不可，岂得概用寒凉？至其用蚯蚓、桑虫、全蝎等毒药，为祸尤烈。夫以毒攻毒者，谓毒气内陷，一时不能托出，则借其力以透发之。此皆危笃之症，千百中不得一者，乃视为常用之药，则无毒者，反益其毒矣。病家因其能知死期，故死而不怨。孰知服彼之药，无有不死，非其识见之高，乃其用药之灵也。故症之生死，全赖气血。当清火解毒者，则清火解毒；当培养气血者，则温托滋补，百不失一矣。呜呼！谬说流传，起于明季，至今尤甚。惟以寒药数品，按日定方不效，则继以毒药，如此而已。夫以至变至微之病，而立至定至粗之法，于是群以为痘科最易，不知杀人亦最多也。

## 附种痘说

种痘之法，此仙传也。有九善焉：凡物欲其聚，惟痘不欲其聚，痘未出而强之出，则毒不聚，一也；凡物欲其多，痘欲其少，强之出必少，二也；凡物欲其大，痘欲其小，强之出必小，三也；不感时痘之戾气，四也；择天地温和之日，五也；择小儿无他病之时，六也；其痘苗皆取种出无毒之善种，七也；凡痘必浆成十分而后毒不陷，种痘之浆五分以上即无害，八也；凡痘必十二朝成靥，并有延至一月者，种痘则九朝已回，九也。其有种而死者，深用悔恨。不知种而死者，则自出断无不死之理，不必悔也。至于种出危险之痘，或生痘毒，此则医家不能用药之故。种痘之人更能略知治痘之法，则尤为十全矣。

## 幼　科　论

幼科古人谓之哑科，以其不能言，而不知病之所在也。此特其一端耳。幼科之病，如变蒸胎惊之类，与成人异者，不可胜举。非若妇人之与男子异者，止经产数端耳。古人所以另立专科，其说精详明备。自初生以至成童，其病名不啻以百计。其治法立方，种种各别。又妇人之与男子病相同者，治亦相同；若小儿之与成人，即病相同者，治亦迥异。如伤食之症，反有用巴豆、硼砂；其余诸症，多用金石峻厉之药，特分两极少耳。此古人真传也！后世不敢用，而以草木和平之药治之，往往迁延而死。此医者失传之故。至于调摄之法，病家能知之者，千不得一。盖小儿纯阳之体，最宜清凉，今人非太暖，即太饱，而其尤害者，则在于有病之后，而数与之乳。乳之为物，得热则坚韧如棉絮。况儿有病则食乳甚稀，乳久不食，则愈充满，一与之吮，则迅疾涌出，较平日之下咽更多。前乳未消，新乳复充，填积胃口，化为顽痰，痰火相结，诸脉皆闭而死矣。譬如常人平日食饭几何，当病危之时，其食与平时不减，安有不死者哉？然嘱病家云：乳不可食。则群相诟曰：乳犹水也，食之何害？况儿虚如此，全赖乳养，若复禁乳，则饿死矣。不但不肯信，反将医者诟骂。其余之不当食而食，与当食而反不与之食，种种失宜，不可枚举。医者岂能坐守之，使事事合节耶？况明理之医，能知调养之法者，亦百不得一。故小儿之所以难治者，非尽不能言之故也。

## 疡科论

疡科之法，全在外治，其手法必有传授。凡辨形察色，以知吉凶，及先后施治，皆有成法。必读书临症，二者皆到，然后无误。其升、降、围、点、去腐、生肌、呼脓、止血、膏、涂、洗、熨等方，皆必纯正和平，屡试屡验者，乃能应手而愈。至于内服之方，护心、托毒、化脓、长肉，亦有真传，非寻常经方所能奏效也。惟煎方，则必视其人之强弱阴阳，而为加减，此则必通于内科之理，全在学问根柢。然又与内科不同。盖煎方之道相同，而其药则有某毒主某药，某症主某方，非此不效，亦另有传授焉。故外科总以传授为主，徒恃学问之宏博无益也。有传授，则较之内科为尤易。惟外科而兼内科之症，或其人本有宿疾，或患外症之时，复感他气，或因外症重极，内伤脏腑，则不得不兼内科之法治之。此必平日讲于内科之道而通其理，然后能两全而无失。若不能治其内症，则并外症亦不可救，此则全在学问深博矣。若为外科者不能兼，则当另请名理内科，为之定方。而为外科者，参议与其间，使其药与外症无害，而后斟酌施治，则庶几两有所益。若其所现内症，本因外症而生，如痛极而昏晕，脓欲成而生寒热，毒内陷而胀满，此则内症皆由外症而生，只治其外症，而内症已愈，此又不必商之内科也。但其道甚微，其方甚众，亦非浅学者所能知也。故外科之道，浅言之，则惟记煎方数首，合膏围药几料，已可以自名一家。若深言之，则经络脏腑、气血骨脉之理，及奇病怪疾，千态万状，无不尽识其方，亦无病不全，其珍奇贵重难得之药，亦无所不备，虽遇极奇极险之症，亦了然无疑，此则较之内科为更难。故外科之等级高下悬殊，而人之能识其高下者，亦不易也。



## 祝由科论

祝由之法，《内经》贼风篇岐伯曰：先巫知百病之胜，先知其病所从生者，可祝而已也。又移精变气论岐伯云：古恬憺之世，邪不能深入，故可移精祝由而已。今人虚邪贼风，内着五脏骨髓，外伤空窍肌肤，所以小病必甚，大病必死，故祝由不能已也。由此观之，则祝由之法，亦不过因其病情之所由，而宣意导气，以释疑而解惑。此亦必病之轻者，或有感应之理，若果病机深重，亦不能有效也。古法今已不传，近所传符咒之术，间有小效，而病之大者，全不见功。盖岐伯之时已然，况后世哉？存而不论可也。

## 兽医论

禽兽之病，由于七情者少，由于风寒饮食者多，故治法较之人为犹易。夫禽兽之脏腑经络，虽与人殊，其受天地之血气，不甚相远，故其用药亦与人大略相同。但其气粗血浊，其所饮食，非人之饮食，则药亦当别有主治，不得尽以治人者治之矣。如牛马之食，则当用消草之药；犬豕之食，则当用消糠豆之药是也。又有专属之品，如猫宜乌药，马宜黄药之类。而其病亦一兽有一兽独患之病，此则另有专方主治。余则与人大段相同。但必剂大而力厚之方，取效为易。其中又有天运时气之不同，变化多端，亦必随症加减。此理亦广博深奥，与治人之术，不相上下。今则医人之医尚绝传，况兽医乎？



# 古　今

## 四 大 家 论

医道之晦久矣。明人有四大家之说，指张仲景、刘河间、李东垣、朱丹溪四人，谓为千古医宗。此真无知妄谈也。夫仲景先生，乃千古集大成之圣人，犹儒宗之孔子。河间、东垣，乃一偏之学；丹溪不过斟酌诸家之言，而调停去取，以开学者便易之门。此乃世俗之所谓名医也。三子之于仲景，未能望见万一，乃跻而与之并称，岂非绝倒？如扁鹊、仓公、王叔和、孙思邈辈，则实有师承，各操绝技，然亦仅成一家之言。如儒家汉唐诸子之流，亦断断不可与孔子并列，况三人哉？至三人之高下，刘则专崇《内经》，而实不能得其精义；朱则平易浅近，未睹本原；至于东垣，执专理脾胃之说，纯用升提香燥，意见偏而方法乱，贻误后人，与仲景正相反。后世颇宗其说，皆由世人之于医理全未梦见，所以为所惑也。更可骇者，以仲景有《伤寒论》一书，则以为专明伤寒，《金匮要略》则以为不可依以治病，其说荒唐更甚。吾非故欲轻三子也，盖此说行，则天下惟知窃三子之绪余，而不深求仲景之学，则仲景延续先圣之法，从此日衰，而天下万世，夭扎载途，其害不少，故当亟正之也。

## 医　家　论

医之高下不齐，此不可勉强者也。然果能尽智竭谋，小心谨慎，犹不至于杀人。更加以诈伪万端，其害不可穷矣。或立奇方以取异；或用僻药以惑众；或用参茸补热之药，以媚富贵之人；或假托仙佛之方，以欺愚鲁之辈；或立高谈怪论，惊世盗名；或造假经伪说，瞒人骇俗；或明知此病易晓，伪说彼病以示奇。如冬月伤寒，强加香薷于伤寒方内而愈，以为此暑病也，不知香薷乃其惑人之法也。如本系热症，强加干姜于凉药之内而愈，以为此真寒也，不知彼之干姜，乃泡过百次而无味者也。于外科则多用现成之药，尤不可辨，其立心尤险。先使其疮极大，令人惊惶而后治之；并有能发不能收，以至毙者；又有偶得一方，如五灰膏三品一条枪之类，不顾人之极痛，一概用之，哀号欲死，全无怜悯之心。此等之人，不过欲欺人图利，即使能知一二，亦为私欲所汩没，安能奏功？故医者能正其心术，虽学不足，犹不至于害人。况果能虚心笃学，则学日进，学日进，则每治必愈，而声名日起，自然求之者众，而利亦随之。若专于求利，则名利必两失，医者何苦舍此而蹈彼也。



## 医学渊源论

医家之最古者《内经》，则医之祖乃岐黄也。然本草起于神农，则又在黄帝之前矣。可知医之起，起于药也。至黄帝，则讲夫经络脏腑之原，内伤外感之异，与夫君臣佐使，大小奇偶之制，神明夫用药之理。医学从此大备。然其书讲人身脏腑之形，七情六淫之感，与针灸杂法为多，而制方尚少。至伊尹有汤液治病之法，然亦得之传闻，无成书可考。至扁鹊、仓公，而汤药之用渐广。张仲景先生出，而杂病伤寒，专以方药为治，遂为千古用方之祖。而其方，亦俱原本神农、黄帝之精义，皆从古相传之方，仲景不过集其成耳。自是之后，医者以方药为重，其于天地阴阳，经络脏腑之道，及针灸杂术，往往不甚考求。而治病之法，从此一变。唐宋以后，相寻弥甚，至元之刘河间、张洁古等出，未尝不重《内经》之学。凡论病必先叙经文，而后采取诸家之说，继乃附以治法，似为得旨。然其人皆非通儒，不能深通经义，而于仲景制方之义，又不能深考其源，故其说非影响即支杂，各任其偏，而不归于中道。其尤偏驳者，李东垣为甚，惟以温燥脾胃为主，其方亦毫无法度。因当时无真实之学，盗窃虚名，故其教至今不绝。至明之薛立斋，尤浮泛荒谬，犹圣贤之学，变而为腐烂时文，何尝不曰我明经学古者也，然以施之治天下，果能如唐虞三代者乎？既不知神农、黄帝之精义，则药性及脏腑经络之源不明也。又不知仲景制方之法度，则病变及施治之法不审也。惟曰某病则用某方，如不效，改用某方。更有一方服至二三十剂，令病者迁延自愈者。胸中毫无把握，惟以简易为主。自此以降，流弊日甚，而枉死载途矣。安得有参《本草》，穷《内经》，熟《金匮》、《伤寒》者，出而挽救其弊，以全民命乎？其害总由于习医者，皆贫苦不学之人，专以此求衣食，故只记数方，遂以之治天下之病，不复更求他法，故其祸遂至于此也。

## 考试医学论

医为人命所关，故《周礼》医师之属，掌于冢宰，岁终必稽其事而制其食。至宋神宗时，设内外医学，置教授及诸生，皆分科考察升补。元亦仿而行之，其考试之文，皆有程式，未知当时得人何如？然其慎重医道之意，未尝异也。故当时立方治病，犹有法度。后世医者，大概皆读书不就，商贾无资，不得已而为衣食之计。或偶涉猎肆中，剿袭医书，或托名近地时医门下。始则欲以欺人，久之亦自以为医术不过如此。其误相仍，其害无尽，岐黄之精义几绝矣。若欲斟酌古今考试之法，必访求世之实有师承，学问渊博，品行端方之医。如宋之教授，令其严考诸医，取其许挂牌行道。既行之后，亦复每月严课，或有学问荒疏，治法谬误者，小则撤牌读书，大则饬使改业。教授以上，亦如《周礼》医师之有等。其有学问出众，治效神妙者，候补教授。其考试之法，分为六科。曰针灸，曰大方，曰妇科，曰幼科兼痘科，曰眼科，曰外科。其能诸科皆通者，曰全科；通一二科者，曰兼科；通一科者，曰专科。其试题之体有三：一曰论题，出《灵枢》、《素问》，发明经络脏腑、五运六气、寒热虚实、补泻逆从之理。二曰解题，出《神农本草》、《伤寒论》、《金匮要略》，考订药性，病变制方之法。三曰案，自述平日治病之验否，及其所以用此方、治此病之意。如此考察，自然言必本于圣经，治必遵乎古法，学有渊源，而师承不绝矣。岂可听涉猎杜撰，全无根柢之人，以人命为儿戏乎。

## 医非人人可学论

今之学医者，皆无聊之甚，习此业以为衣食之计耳。孰知医之为道，乃古圣人所以泄天地之秘，夺造化之权，以救人之死。其理精妙入神，非聪明敏哲之人不可学也。黄帝、神农、越人、仲景之书，文词古奥，披罗广远，非渊博通达之人不可学也。凡病情之传变，在于顷刻，真伪一时难辨，一或执滞，生死立判，非虚怀灵变之人不可学也。病名以千计，病症以万计，脏腑经络，内服外治，方药之书，数年不能竟其说，非勤读善记之人不可学也。又《内经》以后，支分派别，人自为师，不无偏驳。更有怪僻之论，鄙俚之说，纷陈错立，淆惑百端，一或误信，终身不返，非精鉴确识之人不可学也。故为此道者，必具过人之资，通人之识，又能屏去俗事，专心数年，更得师之传授，方能与古圣人之心，潜通默契。若今之学医者，与前数端，事事相反。以通儒毕世不能工之事，乃以全无文理之人，欲顷刻而能之。宜道之所以日丧，而枉死者遍天下也。

## 名医不可为论

为医固难，而为名医尤难。何则？名医者，声价甚高，敦请不易，即使有力可延，又恐往而不遇。即或可遇，其居必非近地，不能旦夕可至。故病家凡属轻小之疾，不即延治。必病势危笃，近医束手，举家以为危，然后求之。夫病势而人人以为危，则真危矣。又其病必迁延日久，屡易医家，广试药石，一误再误，病情数变，已成坏症。为名医者，岂真有起死回生之术哉？病家不明此理，以为如此大名，必有回天之力，若亦如他医之束手，亦何以异于人哉？于是望之甚切，责之甚重。若真能操人生死之权者，则当之者难为情矣。若此病断然必死，则明示以不治之故，定之死期，飘然而去，犹可免责。倘此症万死之中，犹有生机一线，若用轻剂以塞责，致病人万无生理，则于心不安；若用重剂以背城一战，万一有变，则谤议蜂起，前人误治之责，尽归一人。虽当定方之时，未尝不明白言之。然人情总以成败为是非，既含我之药而死，其咎不容诿矣。又或大病差后，元气虚而余邪尚伏，善后之图，尤宜深讲。病家不知，失于调理，愈后复发，仍有归咎于医之未善者，此类甚多。故名医之治病，较之常医倍难也。知其难，则医者固宜慎之又慎，而病家及旁观之人，亦宜曲谅也。然世又有获虚名之时医，到处误人，而病家反云此人治之而不愈，是亦命也。有杀人之实，无杀人之名，此必其人别有巧术以致之，不在常情之内矣。

## 邪说陷溺论

古圣相传之说，揆之于情有至理，验之于疾有奇效，然天下之人，反甚疑焉。而独于无稽之谈，义所难通，害又立见者，人人奉以为典训，守之不敢失者，何也？其所由来久矣。时医之言曰：古方不可以治今病。嗟乎！天地之风寒暑湿燥火犹是也，生人七情六欲犹是也，而何以古人用之则生，今人用之则死？不知古人之以某方治某病者，先审其病之确然，然后以其方治之。若今人之所谓某病，非古人之所谓某病也，如风火杂感，症类伤寒，实非伤寒也。乃亦以大剂桂枝汤汗之，重者吐血狂躁，轻者身热闷乱，于是罪及仲景，以为桂枝汤不可用。不自咎其辨病之不的，而咎古方之误人，岂不谬乎？所谓无稽之邪说，如深秋不可用白虎。白虎乃伤寒阳明之药，伤寒皆在冬至以后，尚且用之，何以深秋已不可用？又谓痢疾血症，皆无止法。夫痢血之病，属实邪有瘀者，诚不可以遽止，至于滑脱空竭，非止不为功，但不可塞其火邪耳。又谓饿不死之伤寒，吃不死之痢疾。夫《伤寒论》中，以能食不能食，验中寒、中风之别，其中以食不食辨症之法，不一而足。况邪方退，非扶其胃气，则病变必多；宿食欲行，非新谷入胃，则肠中之气，必不下达。但不可过用耳。执饿不死之说，而伤寒之禁其食，而饿死者多矣！谓痢疾为吃不杀者，乃指人之患痢非噤口，而能食者，则其胃气尚强，其病不死，故云。然非谓痢疾之人，无物不可食。执吃不杀之说，而痢疾之过食而死者多矣！此皆无稽之谈，不可枚举。又有近理之说，而谬解之者，亦足为害。故凡读书议论，必审其所以然之故，而更精思历试，方不为邪说所误。故圣人深恶夫道听途说之人也。

## 涉猎医书误人论

人之死，误于医家者，十之三；误于病家者，十之三；误于旁人涉猎医书者，亦十之三。盖医之为道，乃通天彻地之学，必全体明，而后可以治一病。若全体不明，而偶得一知半解，举以试人，轻浅之病，或能得效；至于重大疑难之症，亦以一偏之见，妄议用药，一或有误，生死立判矣。间或偶然幸中，自以为如此大病，犹能见功，益复自信。以后不拘何病，辄妄加议论，至杀人之后，犹以为病自不治，非我之过，于是终身害人而不悔矣。然病家往往多信之者，则有故焉。盖病家皆不知医之人，而医者写方即去，见有稍知医理者，议论凿凿，又关切异常，情面甚重，自然听信。谁知彼乃偶然翻阅及道听途说之谈，彼亦未尝审度从我之说，病者如何究竟，而病家已从之矣。又有文人墨客及富贵之人，文理本优，偶尔检点医书，自以为已有心得。旁人因其平日稍有学问品望，倍加信从，而世之医人，因自己全无根柢，辨难反出其下，于是深加佩服。彼以为某乃名医，尚不如我，遂肆然为人治病。愈则为功，死则无罪。更有执一偏之见，恃其文理之长，更著书立说，贻害后世。此等之人，不可胜数。嗟乎！古之为医者，皆有师承，而又无病不讲，无方不通，一有邪说异论，则引经据典以折之，又能实有把持，所治必中，故余人不得而参其末议。今之医者，皆全无本领，一书不读，故涉猎医书之人，反出而临乎其上，致病家亦鄙薄医者，而反信夫涉猎之人，以致害人如此。此其咎全在医中之无人，故人人得而操其长短也。然涉猎之人，久而自信益真，始误他人，继误骨肉，终则自误其身。我见甚多，不可不深省也。

## 病　家　论

天下之病，误于医家者固多，误于病家者尤多。医家而误，易良医可也；病家而误，其弊不可胜穷。有不问医之高下，即延以治病，其误一也。有以耳为目，闻人誉某医即信为真，不考其实，其误二也。有平日相熟之人，务取其便，又虑别延他人，觉情面有亏，而其人又叨任不辞，希图酬谢，古人所谓以性命当人情，其误三也。有远方邪人假称名医，高谈阔论，欺骗愚人，遂不复详察，信其欺妄，其误四也。有因至亲密友或势位之人，荐引一人，情分难却，勉强延请，其误五也。更有病家戚友，偶阅医书，自以为医书颇通，每见立方，必妄生议论，私改药味，善则归己，过则归人[①]。或各荐一医互相毁谤，遂成党援，甚者各立门户，如不从己，反幸灾乐祸以期必胜，不顾病者之死生，其误七也。又或病势方转，未收全功，病者正疑见效太迟，忽而谗言蜂起，中道变更，又换他医，遂至危笃，反咎前人，其误八也。又有病变不常，朝当桂、附，暮当芩、连；又有纯虚之体，其症反宜用硝、黄；大实之人，其症反宜用参、术；病家不知，以为怪僻，不从其说，反信庸医，其误九也。又有吝惜钱财，惟贱是取，况名医皆自作主张，不肯从我，反不若某某等和易近人，柔顺受商，酬谢可略；扁鹊云：轻身重财不治。其误十也。此犹其大端耳。其中更有用参、附则喜，用攻剂则惧。服参、附而死则委之命，服攻伐而死则咎在医，使医者不敢对症用药。更有制药不如法，煎药不合度，服药非其时，更或饮食起居，寒暖劳逸，喜怒语言，不时不节，难以枚举。小病无害，若大病则有一不合，皆足以

① 过则归人：据上下文考析，此后疑脱“其误六也”四字。

伤生。然则为病家者当何如？在谨择名医而信任之。如人君之用宰相，择贤相而专任之，其理一也。然则择贤之法若何？曰：必择其人品端方，心术纯正，又复询其学有根柢，术有渊源，历考所治，果能十全八九，而后延请施治。然医各有所长，或今所患非其所长，则又有误。必细听其所论，切中病情，和平正大，又用药必能命中，然后托之。所谓命中者，其立方之时，先论定此方所以然之故，服药之后如何效验，或云必得几剂而后有效，其言无一不验，此所谓命中也。如此试医，思过半矣。若其人本无足取，而其说又怪僻不经，或游移恍惚，用药之后，与其所言全不相应，则即当另觅名家，不得以性命轻试。此则择医之法也。

## 医者误人无罪论

人命所关亦大矣。凡害人之命者，无不立有报应。乃今之为名医者，既无学问，又无师授，兼以心术不正，欺世盗名，害人无算，宜有天罚以彰其罪。然往往寿考富厚，子孙繁昌，全无殃咎，我殆甚不解焉。以后日与病者相周旋，而后知人之误药而死，半由于天命，半由于病家。医者不过依违顺命以成其死，并非造谋之人。故杀人之罪，医者不受也。何以言之？夫医之良否，有一定之高下，而病家则于医之良者，彼偏不信，医之劣者，反信而不疑。言补益者以为良医，言攻散者以为庸医，言温热者以为有益，言清凉者以为伤生。或旁人互生议论，或病人自改方药，而医者欲其术之行，势必曲从病家之意。病家深喜其和顺，偶然或愈，医者自矜其功。如其或死，医者不任其咎。病家亦自作主张，隐讳其非，不复咎及医人。故医者之曲从病家，乃邀功避罪之良法也。既死之后，闻者亦相传，以为某人之病，因误服某人之药而死，宜以为戒矣。及至自己得病，亦复如此。更有平昔最佩服之良医，忽然自生疾病，反信平日所最鄙薄之庸医而伤其生者，是必有鬼神使之，此乃所谓命也。盖人生死有定数，若必待人之老而自死，则天下皆寿考之人。而命无权，故必生疾病，使之不以寿而死。然疾病之轻重不齐，或其人善自保护，则六淫七情之所感甚轻。命本当死，而病浅不能令其死，则命又无权，于是天生此等之医，分布于天下。凡当死者，少得微疾，医者必能令其轻者重，重者死。而命之权于是独重，则医之杀人，乃隐然奉天之令，以行其罚，不但无罪，且有微功，故无报也。惟世又有立心欺诈，卖弄聪明，造捏假药，以欺吓人，而取其财者，此乃有心之恶，与前所论之人不同。其祸无不立至，我见亦多矣。愿天下之人细思之，真凿凿可征，非狂谈也。